I0491538

LA PANDEMIA DI INFLUENZA SPAGNOLA

La Pandemia Più Mortale della Storia e
Come Cambiò il Mondo

di
ELLIOT FRANK

traduzione
FRANCESCA LEONE

Copyright © 2020

Tutti i diritti riservati. Nessuna parte della presente pubblicazione può essere riprodotta, distribuita o trasmessa in qualsiasi forma o con qualsiasi mezzo, inclusa la fotocopiatura, la registrazione o altri metodi elettronici o meccanici, senza la previa autorizzazione scritta dell'editore, tranne nel caso di brevi citazioni contenute in recensioni critiche e alcuni altri usi non commerciali consentiti dalla legge sul copyright

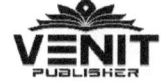

INDICE

INTRODUZIONE

L a Pandemia di Influenza Spagnola fu una delle pandemie più letali dell'era moderna, classificata come "il più grande olocausto medico della storia". Nonostante la gravità, è giusto dire che l'Influenza del 1918 è stata quasi dimenticata come un evento tragico nella storia, questo comporta aspetti negativi, perché imparare dal passato può essere l'unico modo per essere ragionevolmente preparati per le future pandemie.

Il numero di decessi in tutto il mondo è stimato tra 40 milioni e 100 milioni. Altri ricercatori hanno suggerito numeri ancora più alti, che sembrano sempre più scandalosi. Tuttavia, l'emergere e lo sviluppo dell'Influenza Spagnola continuano a sollevare una serie di domande senza risposta, che devono essere affrontate alla luce delle nuove pandemie.

La nostra preoccupazione principale è stabilire dove, quando e in quali circostanze è iniziata la pandemia.

È iniziato nella primavera-estate del 1918, o c'erano episodi precedenti legati alla grande pandemia?

Ha qualche somiglianza con le pandemie attuali?

Abbiamo esplorato i rapporti dei medici che servirono sulle linee e che aiutarono gli eserciti francese e americano durante la Prima Guerra Mondiale. Questi documenti sono conservati negli archivi dei servizi sanitari dell'esercito francese a Val-de-Groce (Parigi) e negli archivi militari degli Stati Uniti e dell'Inghilterra. Altre fonti includono articoli medici e libri pubblicati durante quel periodo.

Diversi archivi sono stati consultati anche in Africa, Spagna e Portogallo per fornire informazioni complete.

Come un importante precedente abbiamo scoperto che la pandemia del 1889-1890 era particolarmente interessante a causa delle somiglianze con la successiva Influenza Spagnola. Forma un legame tra epidemie e pandemie che si sono verificate in tempi moderni e soprattutto con l'influenza estremamente virulenta del 1918. I medici dell'epoca attribuirono questi focolai ai resti della pandemia dal 1889 al 1890, consideravano l'influenza una malattia endemica. A quel tempo, non c'era distinzione tra influenza stagionale e influenza pandemica, il virus sottostante non era ancora stato scoperto.

La pandemia del 1889-1890 potrebbe essersi verificata nei seguenti paesi, tra gli altri: Cina (dopo l'alluvione del 1888); Athabasca in Canada (maggio 1889); Groenlandia (estate 1889), Tomsk in Siberia o Bukara in Uzbekistan (ottobre 1889). Sappiamo per certo che i primi casi sono sorti a San Pietroburgo, in Russia, il 27 ottobre 1889, e si sono rapidamente espansi in treno in tutta Europa. A Parigi, i primi casi sono stati registrati il 17 novembre, a Berlino e Vienna il 30 novembre, a Londra a metà dicembre e nei paesi dell'Europa meridionale, dall'Italia al Portogallo alla fine di dicembre. L'influenza si diffuse negli Stati Uniti nel gennaio 1890, con i primi casi a Boston e New York. Durante i primi mesi dell'anno, si diffuse in America, Africa, Asia e Oceania, raggiungendo isole remote come Madagascar, Giamaica e Sant'Elena nel mese di agosto.

Le pandemie influenzali, si distinguono dalle epidemie per distribuzione geografica, e hanno causato malattie significative, morti e caos nel corso dei secoli. Tuttavia, negli ultimi decenni, la globalizzazione ha portato a cambiamenti sociali ed economici che hanno aumentato le possibilità di sviluppare una malattia e accelerato la diffusione di nuovi virus.

In modo positivo, la globalizzazione ha anche facilitato la cooperazione internazionale e promosso i progressi nella ricerca e nella sorveglianza delle malattie. Collettivamente, questi processi cambiano il modo in cui le pandemie sorgono e sono vissute, comprese e controllate.

Questo libro esplora come i cambiamenti nella demografia umana, nei sistemi economici, nelle capacità mediche e nelle pratiche epidemiologiche influenzassero le conseguenze della Pandemia di Influenza Spagnola e gli approcci e le sfide che affrontarono nel rispondere ai contagi.

Nel secolo scorso sono emersi diversi ceppi di influenza, ognuno dei quali ha portato a una pandemia globale. Queste malattie sono state affrontate a loro volta, evidenziando l'origine, le reazioni e il peso delle conseguenze. Questa valutazione è completata da un'analisi di come i cambiamenti negli anni intermedi tra le calamità, legati ai processi di globalizzazione e alle pratiche di malattie infettive, abbiano influenzato l'esposizione e la preparazione per la prossima pandemia.

Dal 1918 a oggi, in tutte le regioni del pianeta abitato abbiamo subito almeno una mortale epidemia di influenza, con tassi più o meno allarmanti. Dopo quell'anno catastrofico, l'umanità ha cambiato il modo di reagire a una malattia virale, anche se i paesi non erano preparati a quanto accaduto, considerando che l'attenzione governativa ed economica era tutta concentrata sugli sforzi nello scontro armato, possiamo trovare una documentazione che ci permette di osservare il passaggio e la devastazione dell'Influenza Spagnola dalla mano alla "Grande Guerra".

L'ORIGINE

Si ritiene che il serbatoio naturale predominante per i virus dell'influenza sia un uccello acquatico selvatico. Periodicamente, il materiale genetico dei ceppi vergini viene trasferito a ceppi di virus che sono infettivi agli esseri umani attraverso un processo chiamato riordino. I ceppi di virus dell'influenza umana appena acquisiti e i segmenti interni di RNA che codificano le proteine sono stati responsabili dei focolai di influenza pandemica nel 1957 e nel 1968. Il cambiamento nel sottotipo di emoagglutinina o il sottotipo emoagglutinina e neuraminidasi è chiamato spostamento antigenico. Dal momento che i suini possono essere infettati da ceppi di virus aviario e umano sono stati proposti come intermediari in questo processo. Fino a poco tempo fa, c'erano solo prove limitate che un virus completo dell'influenza aviaria poteva infettare direttamente gli esseri umani. Nel

1997, diciotto persone sono state infettate dal virus H5N1 di influenza aviaria a Hong Kong, sei sono morte per complicazioni dopo l'infezione. Anche se questi virus erano poco o non trasmissibili, il loro isolamento da pazienti infetti indica che gli esseri umani possono essere infettati da ceppi completi di virus della influenza aviaria. I focolai di H5N1 nel pollame sono stati diffusi in Asia nel 2003-2004, almeno 23 persone sono morte per complicazioni di infezione in Vietnam e Thailandia (OMS 2004).

Nel 2003, un focolaio altamente patogeno di H7N7 si è verificato negli allevamenti di pollame nei Paesi Bassi. Questo virus ha causato infezioni (principalmente congiuntivite) in 86 lavoratori di pollame e tre contatti secondari, una delle persone infette è morta di polmonite. Nel 2004, un focolaio di influenza H7N3 nel pollame in Canada ha causato anche l'infezione in un singolo individuo (OMS 2004). Si dice che un paziente a New York si sia ammalato dopo l'infezione da un virus H7N2, quindi potrebbe non essere necessario coinvolgere i maiali come intermediari nella formazione di un ceppo di virus pandemico, poiché la riorganizzazione tra un uccello e un virus dell'influenza umana può verificarsi direttamente nell'uomo.

Mentre la riorganizzazione genica codifica la superficie, le proteine sembrano essere un evento critico per la produzione di un virus pandemico. C'è un gran numero di dati che suggeriscono che anche i virus dell'influenza hanno bisogno di adattamenti specifici per diffondersi e replicarsi in modo efficiente. Un nuovo ospite, tra le altre caratteristiche, dovrebbe essere il legame funzionale del recettore HA (la emoagglutinina "HA" è una glicoproteina antigenica presente sulla superficie del virus dell'influenza) e l'interazione tra proteine virali e ospite. Definire i cambiamenti adattivi minimi necessari affinché un virus riorganizzato funzioni nell'uomo è essenziale per comprendere come nascono i virus pandemici.

Una volta che un nuovo ceppo di virus ha subito cambiamenti che gli permettono di diffondersi nell'uomo, la virulenza è influenzata dalla presenza di nuove proteine superficiali che consentono al virus di infettare una popolazione immunologicamente ingenua. Questo è stato il caso nel 1957 e 1968, e quasi certamente è stato il caso nel 1918. Mentre la novità immunitaria può spiegare gran parte della virulenza dell'influenza del 1918, ulteriori tratti genetici hanno probabilmente contribuito alla sua eccezionale letalità.

Purtroppo, non si sa abbastanza su come le caratteristiche genetiche dei virus dell'influenza condizionano la virulenza. Il grado di malattia causato da un particolare ceppo o virulenza del virus è complicato, compresi fattori ospiti come lo stato immunitario e fattori virali come l'adattamento dell'ospite, la trasmissibilità, il tropismo tissutale o l'efficienza della replicazione virale. La ragione ereditaria di ciascuna di queste caratteristiche non è ancora stata pienamente rappresentata, tuttavia, è quasi certamente poligenica. Prima dei test per il virus del 1918 descritti in questa revisione, solo due ceppi del virus dell'influenza pandemica erano disponibili per l'analisi molecolare: il ceppo del virus H2N2 del 1957 e il ceppo del virus H3N2 del 1968. La pandemia del 1957 portò ad un riordino. I virus influenzali in cui HA (emoagglutinina) e NA (Neuraminidasi) sono stati sostituiti da segmenti genetici strettamente correlati a quelli dei ceppi di virus aviari.

La pandemia del 1968 seguì l'emergere di un ceppo estraneo in cui il gene HA del sottotipo H2 fu scambiato con un segmento di RNA H3 derivato dagli uccelli, mentre il gene N2 derivato nel 1957 fu mantenuto. Più recentemente, il gene PB1 ha dimostrato di sostituire i ceppi di virus pandemici del 1957 e 1968, anche con una possibile derivazione di uccelli in entrambi i casi. I cinque segmenti di RNA rimanenti che codificano proteine PA, PB2, nucleoproteina, matrice e non strutturali sono stati conservati dai ceppi del virus H1N1 che circolano prima del 1957. Questi segmenti erano probabilmente i discendenti diretti dei geni presenti nel virus del 1918. Poiché solo i ceppi del virus dell'influenza pandemica del 1957 e del 1968 sono disponibili per l'analisi delle sequenze, non è chiaro quali cambiamenti siano necessari per forzare l'insorgenza del virus con un potenziale pandemico. L'analisi della sequenza del virus dell'influenza del 1918 ci permette di affrontare potenzialmente la base genetica della virulenza e dell'adattamento agli esseri umani.

Sfondo storico

La pandemia di influenza del 1918 era eccezionale sia in ampiezza che in profondità. I focolai della malattia non solo hanno inondato il Nord America e l'Europa, ma si sono anche diffusi nell'Alaska desolata e nelle isole più remote del Pacifico. Si stima che un terzo della popolazione mondiale (500 milioni di persone) possa essere stato clinicamente infetto durante la pandemia.

La malattia era anche eccezionalmente grave, con tassi di mortalità tra le persone infette superiori al 2,5 per cento, rispetto a meno dello 0,1 per cento in altre epidemie di influenza. La mortalità totale attribuibile alla pandemia del 1918 dovrebbe essere di circa 40 milioni.

A differenza della maggior parte dei ceppi successivi del virus Influenza che si è sviluppato in Asia, la "prima ondata" od "onda primaverile" della pandemia del 1918 è emersa negli Stati Uniti nel marzo 1918, tuttavia, la presenza quasi simultanea di Influenza nel marzo-aprile 1918 in Nord America, Europa e Asia rende difficile assegnare finalmente un punto di origine geografica. È possibile che una mutazione o riordino si sia verificata alla fine dell'estate del 1918, con conseguente miglioramento significativo della virulenza. L'onda primaria della pandemia globale, "l'onda d'autunno" o "seconda ondata", si è verificata nel settembre-novembre 1918, in molti luoghi, c'è stata un'altra grande ondata di influenza nei primi giorni. Tre grandi focolai di influenza in un anno sono rari, indicando caratteristiche uniche del virus 1918 che possono essere rivelate in ordine. I focolai di influenza inter-pandemica di solito si verificano in una singola ondata annuale nel tardo inverno. La gravità dei focolai annuali è influenzata dalla deriva antigenica, con un ceppo di virus modificato dagli anticorpi che emerge ogni due o tre anni, anche con l'influenza pandemica, anche se le influenze stagionali regolari possono essere violate nel tardo inverno, la successione di onde chiare entro un anno è rara. La pandemia del 1890 iniziò nella tarda primavera del 1889, durò diversi mesi e si diffuse in tutto il mondo, raggiungendo il picco nell'Europa settentrionale e negli Stati Uniti alla fine del 1889 o all'inizio del 1890, la seconda ondata emerse nel 1891 (più di un anno dopo la prima ondata) e la terza ondata all'inizio del 1892 (Giordania 1927). Come nel 1918, le onde successive sembravano causare malattie più gravi, quindi la mortalità massima è stata raggiunta nella terza ondata della pandemia, tuttavia, tutte e tre le onde si sono diffuse su tre anni, rispetto a meno di un anno nel 1918. Non è chiaro cosa abbia dato al virus del 1918 questa insolita capacità di generare ripetute ondate di malattie, forse le proteine superficiali del virus si muovevano più velocemente di altri ceppi del virus dell'influenza, o forse il virus avesse un meccanismo insolitamente efficace per eludere il sistema immunitario umano.

La maggior parte delle persone che sono morte durante la pandemia ha ceduto a polmonite batterica secondaria, come gli antibiotici non erano disponibili nel 1918, tuttavia, un sottogruppo è morto poco dopo l'insorgenza dei sintomi, spesso con forte emorragia polmonare acuta o edema polmonare, di solito in meno di cinque giorni.

Nelle centinaia di autopsie condotte nel 1918, i principali risultati patologici erano limitati al sistema respiratorio, e la morte era dovuta a polmonite e insufficienza respiratoria, questi risultati sono coerenti con l'infezione da un virus influenzale ben adattato che consente una rapida replicazione in tutto il sistema respiratorio, non c'era alcuna prova clinica o patologica della circolazione sistemica del virus Inoltre, nella pandemia del 1918, la maggior parte dei decessi si è verificata tra i giovani adulti, un gruppo con un tasso di mortalità influenzale molto basso. I tassi di mortalità per influenza e polmonite nelle persone di età compresa tra 15 e 34 anni erano più elevati di 20 volte nel 1918 rispetto agli anni precedenti. La pandemia del 1918 è unica anche tra le pandemie influenzali, poiché il rischio assoluto di mortalità influenzale era più alto nelle persone sotto i 65 anni che nelle persone sopra i 65 anni.

In particolare, le persone di età inferiore ai 65 anni erano responsabili di oltre il 99 per cento di tutti i decessi correlati all'influenza nel 1918-1919. Al contrario, la fascia di età inferiore ai 65 anni era responsabile solo del 36 per cento di tutti i decessi in eccesso legati all'influenza nella pandemia di H2N2 del 1957 e del 48 per cento nella pandemia di H3N2 del 1968. Complessivamente, quasi la metà dei decessi correlati all'influenza nella pandemia di influenza del 1918 erano giovani adulti di età compresa tra i 20 e i 40 anni. Come un'altra caratteristica unica, aveva infezione simultanea di esseri umani e maiali. È interessante notare che l'influenza suina è stata riconosciuta per la prima volta come entità clinica nell'autunno del 1918, contemporaneamente alla diffusione della seconda ondata della pandemia nell'uomo, i ricercatori sono rimasti impressionati dalle somiglianze cliniche e patologiche dell'influenza nell'uomo e nei suini nel 1918. Una descrizione completa da parte del veterinario W. W. Dimock di malattie suine, pubblicata nell'agosto 1918, non menziona la malattia simile all'influenza suina. Ad esempio, i ricercatori contemporanei erano convinti che il virus dell'influenza non fosse circolato come malattia epizootica nei suini prima del 1918 e che il virus si fosse diffuso da uomo a maiale a causa dell'insorgenza della malattia nei suini dopo la prima ondata di influenza umana nel 1918. Dopo di che, la malattia si diffuse tra le mandrie di maiali nel Midwest degli Stati Uniti, l'epizootica del 1919-20 era alta come nel 1918-19. La malattia è apparsa ogni anno tra i maiali nel Midwest, portando all'isolamento nel 1930, tre anni prima dell'isolamento del primo virus dell'influenza umana. I virus classici dei suini circolano non solo nei suini nordamericani, ma anche nelle popolazioni di suini in Europa e Asia.

PATOGENESI DELLA INFLUENZA SPAGNOLA

L'influenza spagnola è stata causata dal virus H1N1 con geni di origine aviaria. Anche se non c'è un consenso generale su dove si è verificato, si diffuse a livello globale durante 1918-1919. Il tasso di mortalità è stato più alto tra le persone di età inferiore ai 5 anni e di età compresa tra i 20 e i 40 anni. L'alto tasso di mortalità nelle persone sane, compresa la fascia di età 20-40 anni, era una caratteristica distintiva di questa pandemia. Anche se il virus H1N1 del 1918 è stato sintetizzato e valutato, le caratteristiche che lo hanno reso così catastrofico non sono chiaramente determinate. Senza vaccini per proteggere contro il contagio influenzale e senza antibiotici per il trattamento delle infezioni batteriche secondarie che potrebbero essere associate a infezioni influenzali, gli sforzi di controllo globale sono stati limitati a mediazioni non farmacologiche, come il confinamento, la quarantena, le buone abitudini igieniche personali, l'uso di antisettici e le limitazioni delle riunioni pubbliche, che sono state condotte in modo ineguale.

L'influenza spagnola non ha avuto origine in Spagna. Tuttavia, il virus mortale in Europa è probabile che si sia sviluppato in "Etaples", un enorme campo militare nel nord della Francia. Ad un certo punto, non meno di 100.000 uomini sono stati trovati vicino sia ai maiali che al pollame.

Negli Stati Uniti è stato scoperto per la prima volta durante la primavera del 1918, tra il personale militare mentre i soldati erano in attesa di essere inviati in guerra in Europa. Partendo dal Funston Camp in Kansas, il virus si è diffuso in altri campi e attraverso gli assalti di truppe in Europa. In tre mesi, 43.000 soldati americani avrebbero ceduto alla malattia. La devastazione fu nascosta dalla censura in tempo di guerra. Era un elemento di propaganda di guerra che ha localizzato l'origine della malattia in Spagna e non negli Stati Uniti.

Il seguente estratto descritto dal medico Tillson Harrinson fornisce una breve descrizione grafica della malattia:

"La maggior parte dei ceppi influenzali non uccide direttamente le persone; invece, la morte è causata da batteri che scorrono nei polmoni della vittima. Ma l'influenza spagnola che circolava nel 1918-19 era un killer diretto. Le vittime hanno sofferto di cianosi acuta, scolorimento blu della pelle e membrane mucose, vomitato e tossito sangue, che scorreva anche in modo incontrollabile dal naso e, nel caso delle donne, dai loro genitali.

C'è stato un gran numero di morti nelle donne in gravidanza: fino al 41 per cento delle persone infette è morto. Se la donna è sopravvissuta, il feto ha subito gravi traumi fisici e psicologici causati dallo stress della madre. Molti neonati avevano l'encefalite perché il virus ha colpito il loro cervello e midollo spinale.

Milioni di persone hanno sofferto di sindrome da distress respiratorio acuto, una condizione immunitaria in cui le cellule che combattono le malattie travolgono i polmoni nella loro lotta contro gli invasori e soffocano le vittime."

Sui campi di battaglia d'Europa, amici e nemici, a volte a più di un chilometro di distanza, sono stati contagiati dall'affezione, nelle trincee e nei rifugi di una terribile guerra, la malattia si è diffusa come un incendio boschivo e ha diffuso il germe per i successivi focolai. Nei campi di prigionia e nei trasporti medici carichi di veterani feriti, spinge ulteriormente alla malattia a diffondersi. Nel 1919, si può dire che l'intero territorio popolato della terra, dalle regioni più fredde ai tropici del sole e del calore, sono stati infettati con la malattia mortale. In definitiva, si stima che un terzo della popolazione totale del mondo abbia sofferto l'influenza nel 1918-1919.

La malattia ha messo in ginocchio gli eserciti e il governo degli Stati Uniti. Fu solo nel 1933 che un team di ricerca britannico finalmente ha isolato e identificò il virus dell'influenza. Nel 2005, gli scienziati dell'Istituto di Patologia delle Forze Armate di Washington hanno raccolto campioni del virus H1N1 che hanno iniziato la pandemia di influenza spagnola e hanno dimostrato la loro letalità nei topi. Un anno dopo, un team dell'Università di Medicina in Seattle ha dimostrato che:

"I topi infettati dal virus dell'influenza ricostruito del 1918 hanno mostrato un'attivazione accelerata dei geni di risposta immunitaria dell'ospite associati a gravi malattie polmonari. Hanno scoperto che i topi infettati da un virus contenente gli otto geni del virus pandemico hanno mostrato una marcata attivazione delle vie pro-infiammatorie e di conseguenza in alcuni ha causato la morte cellulare entro 24 ore dall'infezione. Il virus ha ucciso il resto dei topi infettati nei prossimi cinque giorni, causando che il loro sistema immunitario diventasse frenetico. Ma, il gruppo di scienziati ha notato che queste caratterizzazioni iniziali del virus 1918 non ha affrontato il problema del suo potenziale patogeno nei primati".

Preoccupati di rispondere a questa domanda, sette macachi sani sono stati infettati. Due animali sono morti a causa del virus tra i tre e i sei giorni, mentre gli altri animali, originariamente previsti per l'eutanasia il ventunesimo giorno dopo l'infezione, sono morti l'ottavo giorno a causa della gravità dei sintomi. In ogni caso, l'influenza spagnola, indotta in laboratorio o da un patogeno naturale, oggi, sarebbe mortale e spaventosa nel suo effetto.

CARATTERIZZAZIONE GENETICA

Il tessuto polmonare congelato e fisso di cinque vittime dell'influenza dell'onda autunnale del 1918 è stato utilizzato per studiare direttamente la composizione genetica del virus dell'influenza del 1918. Due dei casi analizzati erano soldati dell'esercito degli Stati Uniti. Morirono nel settembre 1918, uno a Camp Upton, New York, e l'altro a Fort Jackson, Carolina del Sud. Il materiale disponibile è costituito da tessuto autoptico integrato in paraffina fissa e formalina, sezioni microscopiche macchiate con ematossilina e eosina, e la storia medica di questi pazienti. L'analisi della struttura cristallina di HA dal 1918 suggerisce che la struttura complessiva del sito di legame del recettore è paragonabile a quella di un uccello H5 HA in termini di avere una riserva più stretta di quella identificata per l'H3 HA umano. Questo fornisce un ulteriore indizio della deviazione HA di uccelli di 1918, i quattro siti antigenici identificati per un altro H1 HA, il virus A/PR/8/34 HA, sembrano anche essere i principali determinanti antigenici in HA dal 1918. L'analisi a raggi X suggerisce che questi siti sono esposti in 1918 HA, che può essere facilmente riconosciuto dal sistema immunitario umano. La seconda mutazione con un effetto significativo sulla virulenza dovuta al pantropismo è stata identificata nel gene NA di due ceppi di virus dell'influenza adattata al topo, A/WSN/33 e A/NWS/33. Le mutazioni appaiono in un unico codone, come la mutazione del sito di escissione ha per consentire al virus di replicarsi in molti tessuti al di fuori delle vie aeree. Questa mutazione non è stata osservata anche nel virus NF del 1918. Pertanto, nessuno dei geni che codificano le proteine di superficie ha mutazioni note che potrebbero rendere il virus panottico del 1918. Poiché i risultati clinici e patologici del 1918 non mostravano alcuna prova della replicazione al di fuori del sistema respiratorio, non si prevedeva che le mutazioni permettessero al virus del 1918 di replicarsi sistemicamente, tuttavia, la relazione tra altre caratteristiche strutturali di queste proteine (a parte la loro presunta novità antigenica) e la virulenza rimane sconosciuta. Nelle loro caratteristiche strutturali e funzionali generali, l'HA e la NA del 1918 sono simili a quella degli uccelli, ma hanno anche caratteristiche adattate ai mammiferi.

Lavoro futuro

Gli otto segmenti del 1918 dell'RNA del virus dell'influenza sono stati sequenziati e analizzati, la loro caratterizzazione ha fatto luce sull'origine del virus e sostiene fortemente l'ipotesi che il virus del 1918 fosse l'antenato comune delle linee umane H1N1 e dei suini successivi.

L'analisi della sequenza genica fino ad oggi non fornisce un'indicazione definitiva della base genotipica per l'eccezionale virulenza del ceppo del virus del 1918, ad esempio, gli esperimenti hanno iniziato a testare modelli di virulenza utilizzando approcci ereditari, di genetica inversa dell'influenza del 1918.

Si prevede che, in futuro, il ceppo di virus pandemico del 1918 sarà posto nei ceppi del virus dell'influenza che li hanno preceduti e seguiti. Il precursore immediato del virus pandemico, il primo ceppo del virus dell'onda "primavera", mancava dell'eccezionale virulenza del ceppo di virus dell'ultima onda. Identificare un caso positivo nell'RNA dell'influenza nella prima onda sarebbe di enorme valore per decifrare la base genetica della virulenza, poiché le differenze nella sequenza possono essere enfatizzate, l'identificazione di campioni di RNA influenzale umano prima del 1918 chiarirebbe quali segmenti genetici erano nuovi al virus.

Per molti versi, la pandemia influenzale del 1918 era simile ad altre pandemie, epidemiologia, corso e patologia della malattia, e gli esperimenti di laboratorio con virus influenzali ricombinanti contenenti geni del virus del 1918 suggeriscono che virus simili sarebbero sensibili ai farmaci rimantadina e oseltamivir approvati dalla FDA come altri ceppi del virus, tuttavia, ci sono alcune caratteristiche della pandemia che sembrano essere uniche. La mortalità era eccezionalmente elevata, da cinque a venti volte più del solito, clinicamente e patologicamente, l'alta densità di mortalità sembra essere il risultato di un maggior numero di infezioni respiratorie gravi e complicate, non di un'infezione sistemica o del coinvolgimento di sistemi di organi al di fuori dei soliti bersagli del virus dell'influenza.

La mortalità si concentrò su un gruppo di età insolitamente giovane che alla fine le ondate di

attività dell'influenza seguirono sorprendentemente rapido, causando tre focolai
significativi in un anno. Ognuno di questi tratti
unici può essere spiegato dalle caratteristiche
genetiche del virus 1918, la sfida sarà quella di
determinare i legami tra le capacità biologiche
del virus e la storia conosciuta della pandemia.

ORIGINE ANIMALE

I dati della sequenza virale suggeriscono ora che l'intero virus del 1918 era nuovo per gli esseri umani, non avevamo un anticorpo riorganizzato prodotto da vecchi ceppi esistenti che hanno acquisito uno o più nuovi geni come quelli trovati nelle pandemie del 1957 e del 1968. Al contrario, il virus del 1918 sembra essere un virus dell'influenza aviaria che proviene da una fonte sconosciuta, poiché gli otto segmenti del genoma sono fondamentalmente diversi dagli attuali geni dell'influenza aviaria.

Le sequenze genetiche del virus dell'influenza provenienti da diversi campioni di uccelli selvatici raccolti intorno al 1918 mostrano poca differenza per i virus degli uccelli attualmente isolati, il che indica che i virus degli uccelli sono suscettibili di subire piccoli cambiamenti antigenici nei loro ospiti naturali, anche per lunghi periodi. Ad esempio, la sequenza genica della nucleoproteina del 1918 (NP) è simile a quella dei virus trovati negli uccelli selvatici a livello di amminoacido, ma molto diversificata a livello di nucleotide, suggerendo una significativa distanza evolutiva tra le fonti NP del 1918 e la sequenza genica NP attualmente sequenziata nelle specie di uccelli selvatici.

Un modo per vedere la distanza evolutiva dai geni è confrontare le proporzioni dei sinonimi con le sostituzioni di nucleotidi non sinonimi. Sostituzione sinonimi significa cambiamento silenzioso, e un nucleotide si trasforma in un codone che non si traduce in una sostituzione di amminoacidi. Una sostituzione non-sinonimi è un cambiamento del nucleotide in un codone che si traduce in una sostituzione di aminoacidi.

In generale, un gene virale soggetto a pressione di deriva immunitaria o si adatta a un nuovo ospite presenta una percentuale più alta di mutazioni non sinonimi. Al contrario, un virus sotto bassa pressione selettiva accumula principalmente cambiamenti sinonimi. Poiché si esercita poca o nessuna pressione di selezione sui cambiamenti sinonimi, si ritiene che riflettano la distanza evolutiva. Poiché i segmenti genetici del 1918 mostrano più cambiamenti che sono sinonimi delle sequenze di specie di uccelli selvatici noti del previsto, è improbabile che si crei direttamente da un virus dell'influenza aviaria simile a quelli sequenziati finora.

Ciò è particolarmente evidente quando si esaminano le differenze nei codoni di 4 degenerati, il sottoinsieme di cambiamenti sinonimi in cui, nella terza posizione del codone, uno qualsiasi dei quattro possibili nucleotidi può essere sostituito senza cambiare l'amminoacido risultante. Allo stesso tempo, le sequenze del 1918 hanno pochissime differenze di amminoacidi rispetto alle specie di uccelli selvatici che sono state adattate per anni a un ospite umano o a un maiale intermedio da solo. Una possibile spiegazione è che questi segmenti genetici insoliti sono stati ottenuti da un serbatoio di virus influenzali che non sono ancora stati identificati o campionati.

Tutti questi risultati sollevano la questione: da dove proviene il virus del 1918? In contrasto con la composizione genetica del virus pandemico del 1918, i nuovi segmenti genetici dei virus pandemici riassegnati del 1957 e 1968 provengono da virus aviari eurasiatici; entrambi i virus umani hanno avuto origine dallo stesso meccanismo: riordinare una specie di uccelli acquatici asiatici selvatici con il ceppo umano H1N1 precedentemente circolante.

La prova dell'ipotesi che il virus responsabile della pandemia del 1918 avesse un'origine nettamente diversa richiede campioni di ceppi influenzali umani che circolano prima del 1918 e campioni di ceppi influenzali in natura che sono più simili alle sequenze del 1918.

Qual era la base biologica per la patogenicità del virus pandemico nel 1918? L'analisi delle sequenze da sola non indica la patogenicità del virus 1918. Una serie di esperimenti sono stati condotti per modellare la virulenza in vitro e modelli animali utilizzando costruzioni virali contenenti geni 1918 prodotti dalla genetica inversa. L'infezione da virus influenzale richiede il legame della proteina HA ai recettori degli acidi sialici sulla superficie della cellula ospite.
La configurazione del sito di legame del recettore HA è diversa per quei virus influenzali adattati per infettare gli uccelli e quelli adattati

per infettare gli esseri umani. I ceppi del virus dell'influenza adattati agli uccelli sono preferibilmente collegati ai recettori degli acidi sialici con zuccheri accoppiati a (2-3). Si ritiene che i virus dell'influenza adattati all'uomo si legano preferibilmente ai recettori legati all'influenza (2-6).

Cambiare questa impostazione del recettore degli uccelli richiede che il virus abbia un singolo cambiamento di amminoacido, e l'HA dei cinque virus sequenziati del 1918 ha questo cambiamento, suggerendo che potrebbe essere un passo critico nell'adattamento dell'ospite umano. Un secondo cambiamento può anche verificarsi che migliora notevolmente il legame dei virus al recettore umano, ma solo 3 su 5 sequenze HA del virus 1918 hanno.

Ciò significa che almeno 2 varianti di legame ai recettori H1N1 circolavano nel 1918: 1 con legame di alta affinità al recettore umano e 1 con un'affinità mista che si lega ai recettori aviari e umani. Non ci sono indicazioni geografiche o cronologiche che suggeriscano che una di queste varianti sia stata il precursore dell'altra, né vi sono differenze costanti tra i casi clinici o le caratteristiche istopatologiche dei pazienti infettati da essi.

Non è noto se i virus fossero ugualmente trasmissibili nel 1918, se avessero modelli di replicazione identici nell'albero respiratorio, uno o entrambi sulla prima e sulla terza onda pandemica.

Una serie di esperimenti "in vivo" ha prodotto virus influenzali ricombinanti contenenti tra 1 e 5 segmenti genetici del virus del 1918. Quelle costruzioni che lo portano HA (emoagglutinina) e NA (neuraminidasi) del 1918 sono tutte altamente patogene nei topi. Inoltre, l'analisi dei microarray (è una tecnologia per studiare l'espressione di molti geni contemporaneamente) eseguita su tessuto polmonare intero di topi infettati con l'HA/NA ricombinante del 1918 ha mostrato una maggiore regolazione ascendente dei geni coinvolti nell'apoptosi, nei danni ai tessuti e nei danni ossidativi. Questi risultati sono inaspettati perché i virus con geni del 1918 non si adattavano ai topi; esperimenti di controllo in cui i topi si sono infettati da virus umani moderni hanno mostrato poche malattie e una replica virale limitata.

I polmoni degli animali infettati dalla costruzione HA/NA del 1918 mostravano necrosi epiteliale alveolare e bronchiale, e un infiltrato netto infiammatorio, suggerendo che contiene i fattori di virulenza dell'HA del 1918 (e forse NA) per i topi. La base genotipica virale di questa patogenicità non è ancora stata mappata. Non è chiaro se la patogenicità nei topi modelli efficacemente la patogenicità negli esseri umani. Il ruolo potenziale delle altre proteine del 1918 è ignoto, individualmente e in combinazione. Gli esperimenti sono previsti per mappare ulteriormente la base genetica della infettività del virus del 1918 in diversi modelli animali. Questi esperimenti possono aiutare a definire la componente virale dell'insolita patogenicità del virus del 1918, ma non possono determinare se i fattori specifici dell'ospite fossero responsabili di modelli unici di mortalità influenzale nel 1918.

COS'È L'INFLUENZA?

L'influenza è un virus che colpisce le vie respiratorie. Il virus dell'influenza è altamente contagioso: quando una persona infetta tossisce, starnutisce o parla, vengono generate gocce che vengono trasferite attraverso l'aria che possono poi essere inalate da chiunque ci sia vicino, inoltre, una persona che tocca qualcosa con il virus e poi tocca la bocca, gli occhi o il naso può infettarsi. I focolai di influenza si verificano ogni anno e variano in gravità, a seconda in parte del tipo di virus che si sta diffondendo.

Stagione influenzale

Negli Stati Uniti, la "Stagione dell'influenza" di solito va dal tardo autunno alla primavera. In un anno tipico, più di 200.000 americani sono ricoverati in ospedale per complicazioni legate all'influenza. Negli ultimi tre decenni, ci sono stati tra 3.000 e 49.000 decessi correlati all'influenza ogni anno, secondo i Centers for Disease Control and Prevention.

I bambini piccoli, quelli sopra i 65 anni, le donne incinte e le persone con determinate condizioni mediche, come asma, diabete o malattie cardiache, hanno un aumentato rischio di complicanze legate all'influenza, come polmonite, infezioni dell'orecchio, sinusite e bronchite. Una pandemia influenzale, come quella del 1918, si verifica quando un nuovo ceppo di influenza particolarmente virulenta con poca o nessuna immunità si diffonde rapidamente da persona a persona in tutto il mondo.

Cosa ha causato l'Influenza Spagnola?

L'epidemia è iniziata nel 1918, durante gli ultimi mesi della prima guerra mondiale, e gli storici ora ritengono che il conflitto potrebbe essere stato in parte responsabile della diffusione del virus. Sul fronte occidentale, i soldati che vivevano in condizioni strette, sporche e umide erano facilmente malati, questo era il risultato diretto di un sistema immunitario indebolito a causa della malnutrizione, molte malattie, specialmente l'influenza, erano contagiose e si diffusero tra i ranghi, circa tre giorni dopo essersi ammalati, molti soldati avrebbero cominciato a sentirsi meglio, ma non tutti. Nell'estate del 1918, quando le truppe cominciarono a tornare a casa, portarono involontariamente il virus che li aveva fatti ammalare. Il virus si diffuse nelle città e nei villaggi delle terre dei soldati, molti degli infettati, sia soldati che civili, non riuscirono a riprendersi prontamente. Il virus è stato notevole in giovani adulti di età compresa tra i 20 e i 30 anni che in precedenza erano stati sani.

Nel 2014, National Geographic informò su una nuova teoria dell'origine del virus, ha suggerito che è apparso per la prima volta in Cina. Documenti precedentemente sconosciuti collegavano l'Influenza al trasporto di lavoratori cinesi, il Corpo del Lavoro cinese, attraverso il Canada nel 1917 e 1918, secondo il libro di Mark Humphries "L'ultima peste", trascorrevano sei giorni in container sigillati mentre venivano trasportati attraverso il paese prima di dirigersi verso la Francia. Dovevano scavare trincee, scaricare treni, costruire binari, costruire strade e riparare serbatoi danneggiati. In totale, più di 90.000 lavoratori sono stati mobilitati sul fronte occidentale. Humphries spiega che, in un conteggio di 25.000 lavoratori cinesi, nel 1918, circa 3.000 completarono il loro viaggio canadese. A causa di stereotipi razzisti, la sua malattia è stata attribuita alla "pigrizia cinese" e i medici canadesi non hanno preso sul serio i sintomi dei lavoratori. Quando i lavoratori arrivarono nel nord della Francia all'inizio del 1918, molti si ammalarono e centinaia di persone morirono presto.

Perché si chiamava Influenza Spagnola?

La Spagna è stato uno dei primi paesi a rilevare l'epidemia, ma gli storici ritengono che sia probabilmente dovuto alla censura in tempo di guerra. La Spagna era un paese neutrale durante la guerra, non ha mantenuto la rigorosa censura della sua stampa, che era quindi libero di pubblicare le prime notizie della malattia, la gente erroneamente ha creduto che la malattia era specifica di quel paese, e il nome "Influenza Spagnola" ha messo radici nel parlare popolare. Anche alla fine della primavera del 1918, un servizio di notizie spagnolo inviò un messaggio all'ufficio londinese della Reuters, informando l'agenzia di stampa che "una strana epidemia si era svolta a Madrid. L'epidemia è lieve, e non sono stati segnalati decessi." Due settimane dopo si rapportò che più di 100.000 persone erano state infettate da Influenza.

La malattia colpì il re di Spagna, Alfonso XIII, insieme a politici di famosi. Tra il 30% e il 40% delle persone che lavoravano o vivevano in spazi ristretti, come scuole, caserme ed edifici governativi, sono stati infettati. Il servizio nel sistema di tram di Madrid doveva essere ridotto e il servizio telegrafico fu interrotto perché non c'erano abbastanza operatori sanitari per lavorare. Le forniture e i servizi medici non sono stati in grado di soddisfare la domanda.

Il termine "Influenza Spagnola" è stato rapidamente adottato in Gran Bretagna. Secondo il libro di Niall Johnson "Britain and The Influenza Pandemic 1918-19", la stampa britannica incolpava la Spagna per l'epidemia:

"La primavera secca e ventosa spagnola è una stagione brutta e malsana". È stato suggerito che la polvere carica di microbi fosse diffusa da forti venti in Spagna e credevano che il clima umido della Gran Bretagna potesse fermare la diffusione dell'influenza. In breve, "l'Influenza Spagnola" è quella che viene chiamata l'influenza pandemica del 1918 perché molte persone hanno sentito per la prima volta che era dalla Spagna, così hanno pensato che questa fosse anche la fonte dell'influenza, tuttavia, probabilmente è iniziata altrove, ma a causa della prima guerra mondiale, la notizia è venuta fuori solo dopo che i casi sono stati segnalati sui giornali spagnoli che erano ancora in funzione.

La portata globale e la diffusione della pandemia sono state esacerbate dalla guerra, circa 10 milioni di civili e 9 milioni di soldati sono stati stimati per essere morti. Il massiccio movimento di truppe in tutto il mondo propago la malattia, decine di migliaia di truppe sono state uccise a causa della pandemia influenzale sul luogo dei combattimenti.

Anche se le morti nelle battaglie della prima guerra mondiale hanno aumentato i tassi di mortalità nei paesi partecipanti, i decessi civili a seguito della pandemia di influenza del 1918 tendevano ad essere molto più elevati. Per gli Stati Uniti, le stime dei decessi per truppe legate al combattimento sono circa un decimo dei decessi civili a seguito della pandemia influenzale del 1918. I tassi tipici di mortalità per influenza sono generalmente più elevati per le persone molto giovani e molto anziane, il che ha reso unica l'influenza del 1918, che i tassi di mortalità erano più elevati per il segmento della popolazione tra i 20 e i 40 anni, e ancor più per gli uomini che per le donne di questa fascia di età. In generale, la morte non è stata causata dal virus dell'influenza in sé, ma dalla risposta immunitaria dell'organismo al virus. Le persone con il sistema immunitario più forte sono morte più spesso delle persone con il sistema immunitario più debole. Una fonte riferisce che dei 272.500 decessi per influenza maschile nel 1918, quasi il 49 per cento aveva tra i 20 e i 39 anni, mentre solo il 18 per cento aveva meno del 5 e il 13 per cento aveva più di 50 anni. Il fatto che gli uomini di età compresa tra i 18 e i 40 anni siano stati i più colpiti dall'influenza ha avuto gravi conseguenze economiche per le famiglie che hanno perso il loro sostegno principale. Come se discusse più avanti, la significativa perdita della classe operaia in età lavorativa ottimale ha avuto anche conseguenze economiche per le aziende.

SINTOMI

I sintomi dell'Influenza Spagnola erano molto simili ai sintomi di tutti i ceppi del virus dell'influenza.

Inizierebbe con sintomi del tratto respiratorio superiore, come la scarica nasale e la congestione, tosse e starnuti. Dopo di che, dolori muscolari e articolari e febbre che di solito inizia molto alto, nella gamma di 40 gradi Celsius, e segnato da affaticamento. A volte questa era l'entità dei sintomi, che si è conclusa in una settimana. Ma per molti, i sintomi respiratori avrebbero progredito verso la polmonite, e il corpo aumentava le difese, spesso fino a una "tempesta di citochine", che di solito era fatale.

Si ritiene che una tempesta di citochine abbia causato molti, se non la maggior parte, delle morti generate dall'influenza spagnola. È una reazione eccessiva del sistema immunitario;

un'infezione respiratoria induce il corpo a rilasciare enormi quantità di liquido per rimuovere l'infezione e le cellule immunitarie, questi fluidi e cellule viaggiano ai polmoni così rapidamente che possono accumularsi e chiudere le vie aeree. L'insufficienza respiratoria e la morte possono verificarsi, soprattutto in individui infetti giovani e sani con un robusto sistema immunitario che potrebbe produrre reazioni eccessivamente forti.

Complicazioni dell'influenza

La maggior parte delle persone che acquisiscono l'influenza si riprenderà entro pochi giorni a meno di due settimane. Alcuni svilupperanno complicazioni (come la polmonite) da influenza, alcune delle quali possono essere pericolose per la vita e portare alla morte. Le infezioni dei seni paranasali e dell'orecchio sono esempi di complicazioni moderate dell'influenza. Allo stesso tempo, la polmonite è una grave complicazione che può essere il risultato dell'infezione con il virus, della co-infezione del virus o dei batteri influenzali. Altre possibili complicazioni gravi causate dall'influenza includono l'infiammazione del cuore (miocardite), del cervello (encefalite) o del tessuto muscolare (miosite, rabdomiolisi) e insufficienza multiorgano (ad esempio insufficienza respiratoria e renale). L'infezione può causare un'estrema reazione infiammatoria nel corpo e causare sepsi, la risposta potenzialmente letale all'infezione, può peggiorare i problemi medici cronici, ad esempio, le persone con asma possono avere gravi crisi epilettiche e le persone con malattie cardiache possono sperimentare un peggioramento di questa condizione a causa dell'influenza.

Chiunque può ammalarsi dall'influenza (anche le persone sane), e gravi problemi legati all'influenza possono verificarsi, tuttavia, alcune persone sono ad alto rischio di sviluppare gravi complicazioni legate all'influenza se si ammalano. Questo include persone di età superiore ai 65 anni, persone di qualsiasi età con determinate condizioni mediche croniche (come asma, diabete o malattie cardiache), donne incinte e bambini sotto i 5 anni, ma soprattutto quelli sotto i 2 anni di età.

MORTALITÀ

Verso la fine della Prima Guerra Mondiale, il mondo fu colpito dalle devastazioni della pandemia d'influenza. La malattia si diffuse rapidamente in tutto il mondo con un'allarmante mancanza di discriminazione su chi viene contagiato e la tendenza a complicazioni pneumoniche, portando ad un massiccio aumento relativo della mortalità nei giovani adulti. Negli anni '20, si stima che tra la primavera del 1918 e l'inizio dell'estate del 1919, la malattia ha colpito da 200 a 700 milioni di persone e ucciso da 10 a 21 milioni di persone.

Nel 1991, David Patterson e Gerald Pyle hanno aumentato le stime tra 24,7 e 39,3 milioni di morti, ma Ian Mills ha scoperto un bilancio delle morti di oltre 21 milioni di morti solo in India.

Recenti revisioni hanno aumentato la probabile mortalità globale per l'influenza tra i 40 e i 100 milioni, anche le stime prudenti stimano che il numero di decessi per influenza sia più del doppio di quello della Prima Guerra Mondiale, ma mentre la guerra si è assunta la responsabilità di creare una "generazione perduta", l'Influenza è stata rapidamente relegata all'oblio.

L'esperienza della guerra e le sue conseguenze non solo della mortalità, ma anche della riorganizzazione sociale ed economica (almeno nel Regno Unito, l'arrivo dell'armistizio durante il periodo più virulento dell'epidemia) deve aver cambiato la prospettiva pubblica e ridotto la memoria della pandemia.

Mentre le malattie diffuse hanno indubbiamente imposto oneri supplementari alla società e all'economia, esse sono principalmente incluse nell'esperienza della guerra stessa. La ricerca sulla pandemia di influenza, dopo un periodo per lo più inattivo, è recentemente decollata, con conseguente migliore stima della mortalità, della morbilità e delle descrizioni del corso dei modelli di epidemia e di risposta. Questi studi più recenti si sono concentrati sulla mortalità sproporzionata tra gli adulti, che è stata molto allarmante per coloro che l'hanno sperimentata, esaurendo ulteriormente le generazioni più colpite dalla guerra e aumentando le turbolenze sociali ed economiche.

La vulnerabilità completamente anomala di coloro che erano totalmente sani contrastava con il solito modello di età della mortalità influenzale, che era più alto tra i gruppi più giovani e più anziani.

Mortalità infantile

Utilizzando un set di dati individuali di 30.488 bambini nati tra il gennaio 1917 e il dicembre 1922 per visualizzare i tassi di mortalità, identifica i neonati a più alto rischio durante l'epidemia e valuta gli effetti diretti, indiretti e associati dell'epidemia di influenza sulla salute e la sopravvivenza di neonati e bambini.

L'esperienza di Anthony Burgess riflette un insolito modello di età. La madre di Anthony, una giovane donna sana e sua sorella di quattro anni, morirono mentre lui era salvato quando aveva poco più di un anno.

Anche se tra i venti e i trent'anni hanno notato i più grandi aumenti percentuali dei tassi di mortalità, di solito molto bassi per queste fasce di età in condizioni normali. Il numero assoluto di decessi tra neonati e bambini di età inferiore ai cinque anni è rimasto significativo.

Christopher Langford ha suggerito che l'insolito schema della pandemia del 1918-1919 era dovuto all'immunità conferita da precedenti epidemie negli anziani e che la mortalità tra i gruppi di età più giovani non era anormalmente bassa. I neonati e i bambini piccoli sono un gruppo particolarmente vulnerabile in tutte le circostanze, appena un anno prima della pandemia, quasi il 10 per cento dei bambini nati in Inghilterra e Galles era morto prima del loro primo compleanno.

Si è concluso che l'impatto della Prima Guerra Mondiale sulla società britannica era indissolubilmente legato all'epidemia di influenza, tuttavia, perché i bambini molto piccoli non erano coinvolti nella guerra come gli adulti (anche se i possibili effetti della guerra sulla salute dei bambini non dovrebbero essere dimenticati), la ricerca sui neonati e sui bambini può fornire l'opportunità di separare i risultati pandemici da quelli della guerra. Ciò non significa che l'effetto pandemico dell'influenza sui neonati e sui bambini piccoli possa essere estrapolato agli adulti; infatti, mostra che ci possono essere diversi meccanismi con cui l'influenza può influenzare la salute dei bambini.

Dati sulla mortalità imprecisi

Confrontando i dati del censimento condotti durante la pandemia in diversi paesi e nel corso del ventesimo secolo, possiamo trovare una variazione sistematica della percentuale di decessi all'interno della popolazione infettata dal virus, dati importanti sono stati volontariamente nascosti in modo da non influenzare il morale dei soldati e altri sono stati semplicemente persi a causa della guerra, interi paesi sono stati esclusi dal calcolo a causa della mancanza di record di popolazione o disorganizzazione.

Un recente articolo di Lancet, che purtroppo non includeva dati africani, estrapola i tassi di mortalità 1918-19 tra la popolazione mondiale del 2004. Indica che circa 62 milioni di persone sarebbero spazzate via da una pandemia influenzale simile. Gli autori hanno notato che avevano identificato tutti i paesi con censimenti della popolazione di alta qualità per la pandemia del 1918-19 e l'avevano usata per calcolare la mortalità in eccesso.

In combinazione con vari materiali del censimento, l'analisi statistica degli autori e la correlazione tra nascite e mortalità durante la pandemia del 1918 indicavano una relazione lineare e logaritmica in cui è aumentata del 10%.

A causa della mancanza di "dati di registrazione vitali di alta qualità" per la pandemia africana, gli autori hanno escluso tutti i paesi del continente africano dalla loro argomentazione. Ciò è un errore, soprattutto perché se la pandemia presentata nell'articolo venisse riconsiderata, non meno del 29% dei decessi totali stimati si verificherebbe nell'Africa subsahariana, una regione che rappresentava l'11,3% della popolazione mondiale.

In India sulla base delle sue scoperte, il professor Christopher Murray ha concluso che, nella pandemia del 1918, "il fattore più determinante era che il materiale dei registri del censimento effettuati nell'India coloniale aveva un'influenza sostanziale sul grafico di calcolo della mortalità pandemica, sulla base dei dati chiave, l'anomalia fornita dai dati è chiaramente indicata"

Gli autori hanno riferito che l'eccesso di mortalità variava dallo 0,2% in Danimarca al 7,8% nelle province centrali dell'India e di Berar. Gli autori hanno anche osservato che il tasso medio di mortalità calcolata nelle nove aree indiane era del 4,4% e avrebbe potuto essere ancora più alto. Inoltre, se si potrebbero confrontare dati accurati sulle famiglie in Danimarca e imprecisioni nell'India rurale, il vasto predominio delle nove province indiane nel materiale analizzato ha suggerito che i risultati potrebbero essere significativamente distorti dai dati indiani.

A causa della mancanza di dati di alta qualità, Murray e i suoi colleghi decisero deliberatamente di escludere l'Africa. Tuttavia, il materiale disponibile negli archivi nazionali Kew ci fornisce dati che possono essere utilizzati per modificare i risultati.

Per illustrare che ci sono abbastanza materiali disponibili che possono essere utilizzati per integrare i dati utilizzati da Murray e dai suoi colleghi con i dati africani per la pandemia del 1918 la sezione seguente (basata sul materiale raccolto dagli archivi nazionali di Kew) fornisce una breve descrizione del corso pandemico in tre delle colonie britanniche in Africa occidentale.

Come risultato della pandemia, sono stati compiuti sforzi per determinare in che misura alcuni gruppi di individui sono stati colpiti, anche se queste informazioni erano scarse. Un rapporto preparato dal direttore medico di Freetown ha osservato che "non è facile determinare anche il numero approssimativo di persone colpite dalla malattia". Per determinare la mortalità dell'epidemia, ci si aspettava che "poiché la registrazione è obbligatoria, si potevano ottenere cifre più o meno accurate", ma si è scoperto che non era così.

Al culmine dell'epidemia, diversi corpi sono stati sepolti senza il certificato di morte, e il personale del cimitero era così limitato dalla malattia che c'è ragione di credere che non tutti i funerali sono stati inclusi nei registri funebri. Anche se la pandemia si è diffusa, è chiaro che molti sono fuggiti da posti di lavoro che coinvolgono il trattamento dei corpi contagiati, determinando che le forze pubbliche e governi tralasciassero ei registri della popolazione come ultima priorità.

In Sierra Leone, studiando le conseguenze della pandemia, i funzionari sanitari e medici britannici di Freetown usarono il censimento del 1911, che registrò una popolazione di 34.000 abitanti. Il funzionario credeva che il numero di morti per l'influenza dal 23 agosto 1918, quando l'inizio della pandemia fu riconosciuto in quella città e il 18 settembre 1918, quando era finita, era 968.

È probabile che i decessi totali siano molto più di quanto dimostrino i dati. Si ritiene generalmente che almeno un migliaio della popolazione civile (europea e indigena) a Freetown sia morta a causa della malattia. Mentre le cifre per la popolazione totale di Freetown possono essere imprecise, i registri militari delle truppe e delle loro famiglie di stanza a Freetown dicono che sono accurate e in aggiunta alle cifre del Segretario generale. La popolazione totale della guarnigione, comprese donne e bambini, era di 3.282, di cui 2.368 (71,1%) sono stati diagnosticati con l'influenza. In totale, 68 persone morirono, il 2,87% della popolazione della guarnigione.

Gli agenti della polizia, che non avevano una caserma, provenivano la maggior parte delle tribù di Freetown e potevano essere considerati all'interno delle diverse classi di nativi colpiti. Vivendo come parte della popolazione civile, il loro livello di infezione e mortalità era lo stesso di quello di altri uomini della stessa età e del tenore di vita in città. Come forza di polizia, questo gruppo è stato registrato con precisione e le eventuali assenze sono state prontamente segnalate. Di una forza di 180 soldati, 130 sono stati segnalati infetti e diagnosticati con influenza, un'incidenza di 72.2 per cento.

I servizi penitenziari, per loro stessa natura, come la polizia e l'esercito, monitorarono scrupolosamente tutti i prigionieri, supponendo ragionevolmente che i loro dati erano corretti. Dei 290 prigionieri, 256 avevano "influenza grave", mentre i restanti 34 hanno avuto un "leggero attacco", cioè tutti i prigionieri hanno avuto la malattia, tuttavia, quando sono stati infettati insieme ai lavoratori carcerari, compreso il personale infermieristico, avevano mezzi e cure privilegiati, quindi i detenuti hanno avuto successo inaspettatamente. Nelle parole del rapporto ufficiale dell'epoca:

"I dati delle carceri mostrano che, essendo i casi avvertiti nel tempo, grazie al confinamento e al conseguente distacco della popolazione civile, erano possibili trattamenti tempestivi, i detenuti contavano all'interno con i mezzi agricoli per autosostenersi e hanno ottenuto una buona alimentazione, avevano un tasso di mortalità notevolmente inferiore rispetto al residente comune che è rimasto in molti casi in città."

PERCHÉ L'INFLUENZA ERA COSÌ MORTALE?

La terribile portata della pandemia è difficile da capire, il virus ha infettato 500 milioni di persone in tutto il mondo, uccidendo tra i 40 e i 100 milioni, più di tutti i soldati e civili uccisi insieme durante la prima guerra mondiale, anche se la pandemia globale durò due anni, un numero significativo di morti si è verificato in tre mesi particolarmente brutali nell'autunno del 1918. Gli storici ora ritengono che un virus mutato abbia causato la gravità mortale della "seconda ondata" dell'influenza spagnola, i movimenti delle truppe li hanno diffusi rapidamente in tempo di guerra.

Quando l'influenza spagnola apparve per la prima volta all'inizio di marzo 1918, aveva tutte le caratteristiche dell'influenza stagionale, tuttavia, era un ceppo altamente contagioso e virulento.

Uno dei primi casi registrati fu Albert Gitchell, un cuoco americano dell'esercito a Camp Funston, Kansas, ricoverato in ospedale con una febbre di 40 gradi. Il virus si diffuse rapidamente nella struttura militare, che ospita 54.000 soldati, e alla fine del mese, 1.100 soldati erano stati ricoverati in ospedale e 38 erano morti di polmonite.

Mentre le truppe statunitensi erano schierate in massa per lo sforzo bellico in Europa, portavano l'influenza spagnola. Nell'aprile e maggio 1918, il virus si diffuse come un incendio in Inghilterra, Francia, Spagna e Italia. Si stima che tre quarti dell'esercito francese siano stati infettati nella primavera del 1918 e fino alla metà delle truppe britanniche, tuttavia, la prima ondata del virus non sembrava particolarmente fatale, con sintomi come l'alta febbre e i disordini generali della durata di soli tre giorni. Secondo dati sanitari pubblici limitati all'epoca, i tassi di mortalità erano paragonabili all'influenza stagionale.

Da settembre a novembre 1918, il tasso di mortalità per l'influenza spagnola aumentò enormemente. Solo negli Stati Uniti, 195.000 americani sono morti in ottobre e, a differenza di una normale influenza stagionale, che colpisce soprattutto persone molto giovani e molto anziane, la seconda ondata di influenza spagnola ha mostrato una cosiddetta "curva W": un numero elevato di morti tra giovani e anziani, ma anche un massiccio aumento delle persone di mezza età, composto principalmente da individui sani tra i 20 e i 40 anni.

È stato scioccante non solo che milioni di giovani uomini e donne siano morti in tutto il mondo, ma anche come sono morti. Maltrattati da una febbre rotante, sangue dal naso e polmonite, i pazienti annegarono con i polmoni pieni di liquido. Solo decenni dopo, gli scienziati sono stati in grado di spiegare il fenomeno ora noto come "esplosione di citochine". Quando un virus attacca il corpo umano, il sistema immunitario invia proteine messaggere chiamate citochine per promuovere un'infiammazione benefica, tuttavia, alcuni ceppi di influenza, in particolare il ceppo H1N1 responsabile dell'epidemia di Influenza Spagnola, possono causare una pericolosa risposta immunitaria in individui sani. In questi casi, il corpo è sovraccarico di citochine, causando grave infiammazione e accumulo fatale di liquidi nei polmoni. I medici militari britannici che eseguivano autopsie contro i soldati uccisi dalla seconda ondata hanno descritto il grave danno polmonare simile agli effetti della guerra chimica.

Perché il virus del 1918 ha ucciso così tanti giovani adulti sani? La curva di mortalità per diversi tipi di influenza all'età di morte è stata a forma di U per almeno 150 anni e mostra picchi di mortalità in persone molto giovani e molto anziane, con una frequenza relativamente bassa di decessi in tutte le età intermedie. Al contrario, i tassi di mortalità specifici per età nella pandemia del 1918 hanno mostrato un chiaro schema che non è stato documentato prima o dopo una curva a forma di W, simile alla curva a forma di U, ma con l'aggiunta di un terzo picco di mortalità chiaro (medio) nei giovani adulti di età compresa tra i 20 e i 40 anni. Ad esempio, i tassi di mortalità per l'influenza e la polmonite di età compresa tra 15 e 34 anni nel 1918-1919 erano 20 volte superiori a quelli degli anni precedenti. Complessivamente, quasi la metà dei decessi correlati all'influenza durante la pandemia del 1918 si è verificata nei giovani adulti tra i 20 e i

40 anni, un fenomeno unico in quell'anno pandemico.

La pandemia del 1918 è unica anche tra le pandemie influenzali, in quanto il rischio assoluto di morte per influenza era più elevato negli individui di età inferiore ai 65 anni che negli individui sopra i 65 anni; Le persone di età inferiore ai 65 anni erano responsabili del 99% di tutti i decessi correlati all'influenza nel 1918-1919.

In confronto, la fascia di età inferiore ai 65 anni era responsabile del 36% di tutti i decessi correlati all'influenza nella pandemia di H2N2 del 1957 e del 48% nella pandemia di H3N2 del 1968. Una prospettiva più nitida si verifica quando i tassi di morbilità dell'influenza specifici per età (21) dal 1918 sono stati utilizzati per adattarsi alla curva di mortalità a forma di W. Le persone di età inferiore ai 35 anni nel 1918 avevano un'incidenza sproporzionatamente elevata d'influenza.

Tuttavia, anche dopo aver regolato i decessi per attacchi clinici specifici per età, una curva a forma di W con un picco di decessi tra i giovani adulti rimane e differisce in modo significativo dai casi di specifiche curve di mortalità a forma di U, l'età tipicamente osservata in altri anni di influenza, ad esempio, 1928–1929. Inoltre, nel 1918, gli individui di età compresa tra 5 e 14 anni avevano una percentuale sproporzionatamente grande di casi influenzali, ma avevano un tasso di mortalità molto più basso per influenza e polmonite rispetto ad altre fasce di età.

Diversi fattori di rischio come le co-infezioni, i farmaci e l'ambiente, una teoria che potrebbe parzialmente spiegare questi risultati è che il virus del 1918 aveva una virulenza intrinsecamente elevata, e fu attenuato solo nei pazienti nati prima del 1889, ad esempio, dall'esposizione a un virus che circolava all'epoca e che poteva fornire una protezione immunitaria parziale contro il virus del 1918 solo nelle persone che avevano l'età sufficiente (oltre i 35 anni) da contagiarsi durante l'epidemia di quel periodo.

Ma questa teoria avrebbe fornito un ulteriore paradosso: un virus progenitore oscuro che non lasciava tracce rilevabili avrebbe dovuto apparire e scomparire prima del 1889, e riapparve più di tre decenni dopo. I dati epidemiologici sul grado di influenza clinica per età, raccolti tra il 1900 e il 1918, forniscono una buona prova dell'emergere di un nuovo virus dell'influenza antigenica nel 1918.

Gli studi porta a porta del servizio sanitario pubblico degli Stati Uniti in otto stati durante il 1919 hanno mostrato una curva più tipica per i decessi per influenza specifici per età. La fascia di età da 5 a 15 anni è aumentata al 25% dei casi di influenza (compatibile con l'esposizione a un nuovo ceppo di virus antigenico). Il gruppo di 65 anni di età rappresentava solo lo 0,6% dei casi influenzali, risultati coerenti con l'immunità protettiva precedentemente acquisita causata da una proteina virale identica o strettamente correlata a cui un tempo erano esposti gli anziani. I tassi di mortalità sono costanti, nel 1918, persone di età compresa tra i 20 e i 40 anni che avevano l'influenza e i casi di polmonite sono morti in maggiore percentuale. All'altra estremità dello spettro di età, gran parte dei decessi nei neonati e nei bambini piccoli nel 1918 imitano il modello di età di altre pandemie influenzali.

Mancanza di quarantena

Si ritiene che la rapida diffusione dell'Influenza Spagnola nell'autunno del 1918 sia stata in parte responsabile per i funzionari della sanità pubblica che non erano disposti a mettere in quarantena se stessi durante la guerra. Per esempio, in Gran Bretagna, un funzionario governativo di nome Arthur Newsholme sapeva perfettamente che la stretta chiusura civile era il modo migliore per combattere la diffusione della malattia altamente contagiosa, ma non avrebbe rischiato di rallentare lo sforzo bellico mantenendo a casa i lavoratori delle fabbriche di munizioni e altri civili.

Secondo la nostra ricerca, Newsholme ha concluso che "le incrollabili esigenze di guerra giustificano il rischio di diffusione dell'infezione" e ha incoraggiato agli inglesi a continuare la normalità durante la pandemia.

La grave carenza di infermieri ha ulteriormente ostacolato la risposta della sanità pubblica alla crisi negli Stati Uniti. Migliaia di infermiere erano state dispiegate in campi militari e in prima linea, il deficit è stato aggravato dal rifiuto della Croce Rossa Americana di usare infermiere afroamericane addestrate fino a quando la pandemia peggiore era passata.

La scienza medica non aveva gli strumenti

Ma uno dei motivi principali per cui l'Influenza Spagnola ha strappato così tante vite nel 1918 è che la scienza semplicemente non aveva i mezzi per sviluppare un vaccino contro il virus. Fino agli anni '30, i microscopi non potevano nemmeno vedere nulla di così piccolo come un virus, invece i migliori professionisti medici del 1918 erano convinti che l'influenza fosse causata da un batterio chiamato "Bacillus di Pfeiffer".

Dopo un'epidemia di influenza globale nel 1890, un medico tedesco di nome Richard Pfeiffer scoprì che tutti i suoi pazienti infetti trasportavano un certo ceppo di batteri che chiamò "H. Influenza". Quando si verificò la pandemia, gli scienziati pianificarono di trovare una cura per il bacillo Pfeiffer. Nel dicembre 1918, la seconda ondata mortale dell'influenza spagnola terminò, ma la pandemia era tutt'altro che completamente sterminata. Una terza ondata scoppiò in Australia nel gennaio 1919 e alla fine tornò in Europa e negli Stati Uniti, si ritiene che il presidente Woodrow Wilson abbia contratto l'influenza spagnola durante i negoziati di pace della Prima Guerra Mondiale a Parigi nell'aprile 1919.

Il tasso di mortalità per la terza ondata era alto quanto la seconda ondata, ma la fine della guerra, nel novembre 1918, rimosse le condizioni che le permisero di diffondersi così velocemente e lontano. Le morti della terza ondata globale, mentre erano ancora in milioni, impallidirono rispetto alle perdite apocalittiche durante la seconda ondata.

MORBILITÀ E INDICI SOCIOECONOMICI

L a morbilità è il numero di persone che si ammalano in un determinato luogo e periodo di tempo rispetto alla popolazione totale. Nella letteratura del secolo XX è stato affermato che questa pandemia infettava e uccideva tutte le classi allo stesso modo, tuttavia, studi successivi mettevano in discussione la "visione socialmente neutrale" della devastazione lasciata dall'Influenza.

Hanno riscontrato una maggiore mortalità tra i poveri in diversi tassi socio-economici, tra cui reddito pro capite, comuni, classi professionali, dimensioni delle famiglie, alfabetizzazione, tipo di alloggio, assistenza sanitaria e disoccupazione. Gli studi contemporanei hanno mostrato associazioni miste tra status socioeconomico e morbilità.

In primo posto, la verifica dell'età, il sesso e la razza utilizzando i dati provenienti da 9 città statunitensi. Nell'autunno del 1918, gli Stati Uniti trovarono un'associazione negativa tra lo stato finanziario di un individuo (molto povero, povero, classe media e ricco) e la morbilità.

In secondo posto, uno studio a Bergen, in Norvegia, che ha analizzato le tre onde in combinazione, ha trovato una relazione moderatamente negativa tra il numero di camere/persone e la morbilità.

In terzo posto, studi provenienti da 5 città inglesi, che combinavano dati provenienti dalle 3 onde, non hanno trovato alcuna associazione tra persone per stanza e morbilità in 3 delle città e una correlazione positiva in 2.

Infine, uno studio di Boston con i dati dell'autunno del 1918 non ha trovato alcuna differenza di morbilità per i distretti (molto poveri, poveri, moderati), ma gli individui per camera e la pulizia (molto sporco, sporco, pulito, molto pulito) erano positivamente e negativamente associati alla morbilità, rispettivamente.

Senza dati per analizzare il rapporto tra status socioeconomico e morbilità, si è concluso che non avevano alcuna relazione con il numero di morti. I test per altre posizioni non possono essere utilizzati per questa analisi perché, in quel momento, i dati sono stati raccolti solo per l'ondata alla fine del 1918.

Recentemente è stata necessaria un'investigazione sulla morbilità e sulle classi sociali che si confrontano con i dati incrociati nelle diverse ondate dell'Influenza Spagnola, tuttavia, non è stata effettuata a causa della mancanza di dati.

È essenziale per una serie di ragioni: in primo luogo, determinare se i gruppi economici hanno una morbilità più elevata può aiutare ad affrontare potenziali o pochi vaccini, ridurre le perdite umane, sociali e finanziarie in una pandemia imminente.

In secondo luogo, gli studi di morbilità potrebbero aiutare a capire se l'economia e la stabilità del lavoro di una nazione possono influenzare l'esposizione/morbidità, la letalità o entrambi.

Materiali e metodi

I dati provengono da un'indagine pandemica a Bergen, in Norvegia. Otto distretti sono stati selezionati a caso, questa strategia ha studiato case con e senza casi di influenza.

Le distribuzioni di età di rischio e mortalità per l'influenza nel campione e nella popolazione erano le stesse. Infermiere addestrate intervistarono tutte le famiglie dalla fine del 1918 alla fine del 1919, e i dati furono classificati e pubblicati in base alle onde osservate da luglio a settembre 1918, ottobre-dicembre 1918 e gennaio-marzo 1919. Il campione è costituito da 10.633 individui, 4.818 casi e 72 decessi e copre l'11,8% della popolazione.

I dati individuali sono stati persi, ma i dati sugli esiti ordinati per età, sesso e luogo di residenza sono stati pubblicati e utilizzati, i dati sugli esiti e la popolazione a rischio sono disponibili anche per età e sesso..

I risultati non hanno causato differenze significative nel tasso di mortalità per età, sesso e onda a causa dei pochi decessi nel campione, tuttavia, sono state documentate caratteristiche particolari; mortalità maschile significativamente più elevata, una mortalità "W" (che è relativamente crescente e decrescente) e una mortalità più elevata dalle seconde onde.

La variabile di risultato è la probabilità che una malattia simil-influenzale (ILI) possa essere presa in considerazione anche durante ogni ondata, ovvero i casi di ILI fanno parte della percentuale della popolazione a rischio all'inizio dell'onda considerata.

La popolazione a rischio all'inizio delle onde autunnali e invernali viene adeguata ai casi rispettivamente durante le ondate estive e autunnali, dato che il 6,5% degli intervistati ha riferito di reinfezione durante le onde autunnali e invernali, solo un fattore di 0,935 dei casi di onda estiva e onda autunnale viene sottratto dalla popolazione a rischio, rispettivamente all'inizio dell'onda autunnale e dell'onda invernale. Le variabili esplicative riguardano indici socioeconomici, casa, genere e ondata. Il domicilio è misurato nel numero di camere per casa. Le categorie di appartamenti sono le seguenti (% campione):

- Una stanza con/senza cucina (31%)
- Due camere con cucina (31%)
- Tre camere da letto con cucina (15%)
- Quattro o più camere con cucina (22%)

L'analisi è stata eseguita per tutte e tre le onde.

Risultati

I risultati suggeriscono fortemente che le donne che vivevano in appartamenti con due camere da letto avevano una morbilità più alta (significativa al 10%). Se confrontiamo i due tipi più piccoli di appartamenti con i due più grandi e non consideriamo il genere, la morbilità era significativamente più bassa tra i residenti più grandi dell'appartamento.

L'intero periodo pandemico nasconde differenze fondamentali. In estate, sia gli uomini che le donne che vivevano in appartamenti con 3 e 4 camere da letto avevano tassi di mortalità significativamente più bassi.

Uno su 3 e 1 su 5 nelle due categorie di appartamenti più piccoli e due più grandi avevano l'influenza. Queste differenze erano significative al livello dello 0,1% per uomini e donne e il livello dell'1% per entrambi i sessi. I risultati suggeriscono che le donne che vivevano in appartamenti con due camere da letto avevano una percentuale più alta.

Una transizione dalla morbilità alla dimensione del reparto si è verificata dall'estate all'autunno. In autunno, più uomini e donne sono stati gradualmente infettati dalla dimensione dell'appartamento. La tendenza è chiara, e coloro che vivono in appartamenti con più di quattro camere, indipendentemente dal sesso, tendono ad avere la massima morbilità (significativa al 10%). Nell'inverno del 1919, le differenze di morbilità per dimensione appartamento e sesso maschile e femminile erano trascurabili.

Tuttavia, negli studi su pazienti ospedalizzati con sintomi influenzali e la condivisione di una stanza, hanno avuto il più alto tasso di mortalità

(30-32%), rivelando che gli ambienti ridotti, il sovraffollamento e la distanza, influenzavano in modo aggressivo nella diffusione del virus.

Discussione

Il sovraffollamento è legato alla povertà, ma promuove anche direttamente la diffusione di malattie infettive. È probabile che i residenti di piccole residenze abbiano professioni della classe lavoratrice a maggiore esposizione rispetto ai residenti di residenze di grandi dimensioni con professioni di classe medio/alta. Ricerche preliminari in Norvegia hanno mostrato che coloro che si sono ammalati durante l'estate erano lavoratori dei trasporti, alberghieri e industriali.

Un secondo candidato è una variazione socioeconomica tra le famiglie esposte all'ondata estiva, in diverse città norvegesi, coloro che erano in vacanza non erano a rischio, contrariamente a coloro che soggiornavano in città erano direttamente esposti. Uno studio sulla pandemia del 1918-1919 a Oslo ha scoperto che le dimensioni degli appartamenti erano perfettamente correlate con l'affitto mensile e il reddito familiare.

I redditi delle famiglie e le camere sono indicatori comuni dell'indice socio-economico negli studi sanitari, poiché sempre più famiglie vivono in grandi case aumenta la probabilità di poter permettersi una vacanza estiva.

Pertanto, le probabilità che le famiglie a più alto reddito siano esposte all'ondata estiva e ricevano l'immunità per combattere l'epidemia autunnale potrebbero essere state inferiori a quelle delle famiglie più povere. Questa ipotesi è coerente con la scoperta di Oslo, i bambini provenienti da famiglie benestanti sul lato ovest erano più assenti a causa dell'influenza autunnale rispetto ai bambini provenienti da famiglie a basso reddito sul lato est.

Un terzo candidato è l'igiene delle mani. Uno studio di Boston del 1918 ha scoperto che una percentuale più elevata di famiglie "più pulite" non aveva o aveva solo un caso di influenza rispetto alle famiglie più "sporche". Una revisione delle epidemie di influenza ha rilevato che l'igiene delle mani nelle istituzioni comunitarie ha influito sulla trasmissione dell'influenza. Le autorità sanitarie di Bergen hanno esortato alle persone a lavarsi le mani e le loro case, queste informazioni di allerta sono state stampate su giornali e manifesti nel 1918, ma è probabile che meno persone povere conoscano l'importanza di questi messaggi.

A Oslo, c'era una forte correlazione negativa tra la mortalità influenzale del 1918 e la disponibilità di famiglie (più ricche) con il bagno. Pertanto, avere un bagno è probabilmente associato positivamente all'igiene delle mani e negativamente alla morbilità.

Coloro che vivevano in appartamenti più grandi a Bergen avevano più probabilità di avere bagni rispetto agli appartamenti più piccoli, quindi questa presunzione potrebbe anche spiegare perché i gruppi socioeconomici più alti di Bergen avevano un tasso di contagio più basso nell'estate del 1918.

Occupazione, esposizione professionale, posizionamento delle vacanze estive in gruppi socio-economici più elevati e igiene delle mani sono possibili meccanismi per l'esposizione differenziale e la trasmissione dell'influenza, tuttavia, le persone con redditi più bassi possono anche avere una funzione immunitaria più vulnerabile, derivata dalla dieta, cure mediche di bassa qualità e pressioni sociali, che aumentò il rischio di sviluppare influenza quando venivano esposti. Ad esempio, avevano maggiori probabilità di ammalarsi quando erano esposti a comuni virus influenzali.

Sebbene questa analisi non sia riuscita a svelare i meccanismi del contagio, i risultati sugge- riscono che i piani di preparazione dovrebbero studiare come un intervento farmaceutico possa affrontare le differenze di morbilità negli strati socioeconomici. Sorprendentemente, tuttavia, le disuguaglianze sociali nei risultati della Pandemia di Influenza Spagnola non fanno parte del dibattito nei piani di preparazione internazionale per la futura influenza pandemica.

LA PRIMA ONDATA

Negli Stati Uniti, l'insolita attività di Influenza è stata rilevata per la prima volta nei campi militari e in alcune città durante la primavera del 1918. Negli Stati Uniti e in altri paesi coinvolti nella guerra, le informazioni sulla gravità e la diffusione della malattia non sono state riportate, in quanto le autorità erano interessate a mantenere il morale alto tra la popolazione e non volevano fornire informazioni in tempo di guerra sulle malattie che colpivano i soldati. Centinaia di migliaia di soldati americani attraversarono l'Atlantico per arruolarsi nella guerra. Il massiccio spostamento delle truppe ha aiutato con la diffusione dell'influenza in tutto il mondo.

Questi focolai in primavera sono ora considerati come la "prima ondata" della pandemia; casi di malattia erano limitati e molto più lievi di quelli osservati durante le due ondate successive. A Boston, i più colpiti della popolazione civile sono stati gli uomini operai (47%) seguiti dalle casalinghe (37%), bambini in età scolare (11%) bambini fuori dalla scuola (3%). Una spiegazione della differenza di genere potrebbe essere che i giovani adulti hanno maggiori probabilità di essere esposti all'influenza durante la prima ondata durante il lavoro, sia in estate che in autunno. La maggior parte delle donne adulte erano casalinghe, migliorando la protezione contro le seguenti onde. La morbilità in estate e in autunno fu stata correlata negativamente e significativamente solo per gli uomini.

A differenza dagli studi condotti nei paesi belligeranti, dove i dati sui giovani maschi adulti sono stati distorti perché molti di loro erano in guerra, le analisi di Bergen, la città norvegese, provengono da un paese neutrale e non furono alterati dalla guerra. I dati di questa città erano disponibili per le tre onde, mentre i dati provenienti dagli Stati Uniti e dal Regno Unito hanno raccolto dati solo per l'ondata autunnale o dati pubblicati inesatti per tutte le ondate combinate. Due punti deboli di questo studio furono che non erano disponibili dati a livello individuale e sono stati auto-informati e non confermati in laboratorio. Pertanto, alcuni casi potevano essere confusi con malattie respiratorie diverse dall'influenza.

I poveri contrassero per la prima volta l'influenza e furono generalmente i più colpiti. Al contrario, i ricchi con meno esposizione nella prima ondata sono stati infettati in percentuale più alta nella seconda ondata. Questa scoperta è in linea con gli studi precedenti che dimostrano che i poveri avevano la più alta mortalità pandemica durante il primo anno, nel 1918.

LA SECONDA ONDATA

L a seconda ondata dell'Influenza Spagnola era in grande percentuale, peggiore della prima. Gli esperti hanno detto che non era dovuto a una diminuzione della cura delle persone, ma che la loro nocività risiedeva in una probabile metamorfosi del virus, la difficoltà di confinamento e la necessità di lavorare nel contesto della prima guerra mondiale.

Il secondo focolaio, sorto in settembre ed è stata la vera pandemia influenzale del 1918, probabilmente alcuni ceppi del virus, attenuato, è diventato più selettivo e ha stimolato la morte, sterminando circa 40 milioni di persone in tutto il mondo. Giustificare l'alta mortalità della seconda ondata a causa dell'indifferenza della popolazione è inappropriato, la ragione principale era il virus stesso, che si è attenuato e divenne molto più mortale.

Plausibilmente alcuni ceppi del virus, responsabili dell'influenza spagnola, divennero più virulenti e causarono il caos in cui l'intero emisfero settentrionale fu immerso tra settembre e novembre 1918.

Certamente per la gente di quel tempo, l'influenza non era una condizione grave e non giustificava le misure che chiamiamo isolamento oggi. Né la medicina né i sistemi sanitari hanno avuto lo sviluppo di cui disponiamo attualmente, la popolazione non disponeva di mezzi efficaci di informazione e non era informata di ciò che dovevano fare. La mancanza di alcuni apparecchi moderni come frigoriferi, televisori, telefoni cellulari o computer ha anche reso l'isolamento una realtà complicata e la necessità di allontanarsi dal modo in cui è stata fatta durante le pandemie moderne non è stata trasmessa.

Le conversazioni sulla Pandemia di Influenza Spagnola non sono esclusive dell'attualità. Gli esperti hanno fatto confronti simili tra tutte le pandemie recenti per contestualizzare e comprendere meglio la crisi che generano. Ma molti di questi confronti non enfatizzano le tristi realtà della pandemia del 1918. I sistemi sanitari e la tecnologia medica meno sofisticati, la mancanza di un'organizzazione internazionale di governi mondiali e una guerra mondiale in corso l'hanno aiutata a diventare nota come la peggiore pandemia nella storia dell'umanità.

La seconda ondata mortale della pandemia influenzale spagnola del 1918 potrebbe avere indizi sulle circostanze attuali. Questa è una di quelle rare occasioni in cui gli storici possono più o meno essere d'accordo sul fatto che ci sono lezioni che possono essere imparate e che sono abbastanza semplici, possono essere applicate nel presente. Più di 100 anni fa, l'influenza spagnola era responsabile della morte di almeno 40 milioni di persone in tutto il mondo: 55.000 in Canada e 675.000 negli Stati Uniti, molti tra i 20 e i 40 anni.

Attualmente abbiamo i mezzi per accelerare le procedure e pensare a politiche efficaci in materia di sanità pubblica che possano salvare molte vite.

Dati incerti

Gli scienziati hanno continuato a studiare l'influenza spagnola. Il numero esatto di decessi e il tasso di mortalità per caso, il numero totale di decessi al di fuori del numero totale di casi segnalati a causa di dati incompleti e imprecisi in alcune regioni meno sviluppate è sconosciuto.

Nel 1918, la registrazione dei certificati di morte e l'epidemiologia erano ancora premature, molte parti del mondo non erano collegate ad altre, quindi non è possibile ottenere dati da alcune delle fonti precarie dell'epoca.

L'affermazione che l'influenza spagnola si è verificato in diverse ondate è corretta, tuttavia, il numero è ancora in discussione, queste onde è iniziata nel marzo 1918 e si è conclusa nell'estate del 1919.

La maggior parte dei decessi negli Stati Uniti avvenne nell'autunno del 1918, ma il numero esatto per ogni ondata è sconosciuto. Gli esperti sostengono che la seconda ondata era più grave a causa della mutazione genetica, del movimento in tempo di guerra e più frequentemente associata alla polmonite batterica, secondo uno studio del 1991. Molti esperti dicono che il 2,5% è troppo basso e le cifre a cui molti media e accademici spesso si riferiscono (tasso di mortalità del 2,5%, 500 milioni di persone infette e da 40 a 100 milioni di morti) sono contraddittorie.

Se l'influenza spagnola infestava 500 milioni e uccideva tra i 40 e i 100 milioni, il bilancio delle vittime era del 10-20 per cento. Se il tasso di mortalità era del 2,5 per cento e se 500 milioni sono stati infettati, il numero delle morti è stato di 12,5 milioni. Nel 1918 c'erano 1,8 miliardi di persone, combinando 50 milioni di morti con il 2,5 percento, avrebbero richiesto almeno 2 miliardi di infezioni, più del numero di persone che esistevano all'epoca.

Cronologia della Seconda Ondata

Africa

- 24 agosto: H.M.S. Mantua arriva in Sierra Leone con 200 marinai malati (nessuno è morto). Il 27 agosto 500 dei 600 dipendenti della Sierra Leone Coal Company diffondono l'influenza trasmettendola ai loro parenti.

- La settimana successiva, il 75% dell'equipaggio britannico del H.M.S. in Africa contrasse l'influenza. Di questi 580 circa, 51 morirono.

- All'inizio di settembre 1918, un dragamine della Royal Navy il H.M.S. Chepstow, che trasportava truppe neozelandesi, riportò 38 morti durante uno scalo in Sierra Leone. Tahiti, che aveva porti militari, riferì 68 morti due giorni dopo il passo del dragamine.

- Alla fine di settembre, 1.072 persone in Sierra Leone (circa il 3% della popolazione) erano morte di influenza.

Francia

- Brest in Francia è stato il principale porto di sbarco dell'American Expeditionary Force (AEF). Nell'agosto 1918, c'erano circa 17.000 americani a Brest, e il vicino campo dell'AEF ospitava altri 45.000 soldati.

- Negli ultimi giorni di agosto, molte truppe francesi, infettate dall'influenza, arrivarono a Brest per addestrarsi.

- I primi casi di influenza fatale sono apparsi intorno al 22 agosto. Il 15 settembre, 1.350 pazienti sono stati ricoverati in ospedale; 370 di loro sono morti.

Stati Uniti

- I primi rapporti sono usciti l'8 settembre da Camp Devens, 50 chilometri all'ovest di Boston.

- Il campo fu costruito per 36.000 soldati, ma all'epoca era sovraffollato da 45.000 uomini.

- L'8 settembre, novanta pazienti influenzali hanno frequentato la clinica del campo. Nei giorni che seguirono, il numero di persone ricoverate in ospedale crebbe esponenzialmente.

- Il 29 settembre, la clinica, costruita per trattare 1.200 pazienti, ha dovuto includere altri 6.000 posti letto per i contagiati, fila dopo fila.

- A metà agosto, più di 14.000 soldati del Camp Devens si erano ammalati; 750 erano morti.

- I movimenti delle truppe diffondono presto la malattia in altri campi del New Jersey (Fort Dix), Kansas (Camp Funston), New York (Camp Upton), California e Georgia.

- Due soldati arrivarono a Dodge Camp nell'Iowa il 12 settembre; sei settimane dopo, 12.000 uomini furono infettati; l'infermeria di 2000 persone aveva 8.000 pazienti.

- Nel 1918, la base navale di Filadelfia era la più grande degli Stati Uniti, con 45.000 marinai.

- Il 7 settembre 300 marinai sono arrivati da Boston.

- Due settimane dopo, più di 900 marinai erano malati.

- Filadelfia ha tenuto una parata per la campagna di Liberty Loan il 28 settembre.

- 3.000 soldati e marinai hanno marciato per le strade piene di più di 100.000 spettatori.

- Due giorni dopo, più di 100 persone morivano di influenza ogni giorno.

LA TERZA ONDATA

L a terza e ultima ondata iniziò all'inizio del 1919, persistette per tutta la primavera e causò ancora più casi di malattia e morte. L'influenza si trasformerebbe per scrollare il mondo, anche se questa volta la sua mortalità era generalmente inferiore rispetto alla fase precedente dell'infezione. Uno dei sospetti degli scienziati è che la popolazione avesse già creato l'immunità per rendere meno la forza del virus.

In paesi come il Giappone, ad esempio, l'incidenza dell'influenza si allargherebbe fino al 1920. Con la fine, otto milioni di persone erano morte solo in Spagna, anche se pericoloso, questa onda non era mortale come la seconda. La pandemia influenzale è infine diminuita nell'estate del 1919, dopo aver lasciato le famiglie fortemente sconvolte che hanno dovuto andare avanti con difficoltà.

Gli scienziati ora sanno che questa pandemia è stata causata dal virus H1N1, che è durato come virus stagionale in tutto il mondo per i prossimi 38 anni.

COME È FINITA?

L a pandemia si è conclusa naturalmente dopo circa due anni di impatto. Fino agli anni '30, i vaccini non sarebbero stati sperimentati. All'epoca, non si sapeva abbastanza per sviluppare vaccini o farmaci per "nuove" malattie così immediatamente.

I metodi medici del tempo, poco sviluppati e di base, hanno aiutato poco per alleviare o placare la loro espansione, in quanto i medici hanno affidato tecniche domestiche inefficaci come i liquori caldi o anche il fumo di tabacco, per porre fine al virus. Inoltre, a quel tempo non esisteva la sicurezza sociale e non tutte le persone avevano accesso all'assistenza sanitaria.

In alcuni paesi, non sono state adottate misure di sicurezza adeguate o sono stati prevenuti eventi sociali come sepolture o feste patronali, anche se molti lavoratori pubblici come medici o poliziotti dovrebbero indossare mascherine.

L'Influenza Spagnola ha visto la sua fine sul percorso dell'immunizzazione, è riuscita a isolarla, fino alla sua estinzione. Tre ondate di grande impatto della malattia, in cui gran parte delle persone sono state infettate e hanno aiutato il virus a che fosse assediato. Dopo queste onde, la popolazione è stata sufficientemente immunizzata per ostacolare l'espansione e la permanenza della pandemia.

Il motivo per cui la pandemia è stata estinta è "l'immunità di gruppo". L'immunità a un virus è creata da persone che sono state infettate e recuperate, rendendo il loro corpo capace di creare anticorpi adatti per "combattere" contro quella specifica alterazione del virus.

Questa immunità può essere trasmessa geneticamente dalle madri ai bambini, purché la madre si sia infettata durante la gravidanza. Quindi, dopo due anni di infezioni, il virus smette di diffondersi perché non ci sono individui sani senza anticorpi da infettare.

MANCANZA DI DISTANZIAMENTO SOCIALE

Quale è la verità?

Più persone morirono nella pandemia influenzale del 1918 che in tutta la Prima Guerra Mondiale, e la maggior parte delle persone morì nella fatale seconda ondata di epidemia di influenza. In generale, nei luoghi in cui non sono state osservate regole di distanza sociale, ci sono stati più casi di influenza.

È sbagliato.

Tuttavia, la seconda ondata di esplosione influenzale iniziò prima della Prima Guerra Mondiale. Era in gran parte guidato da soldati con malessere che viaggiavano agli ospedali, non da coloro che ignorano le regole della distanza sociale.

Ci sono state tre onde durante questa pandemia, iniziata nella primavera del 1918 e diminuita nell'estate del 1919, con la più letale è la seconda ondata che ha raggiunto il picco nell'autunno del 1918. L'esatta percentuale di morti durante la seconda ondata mortale non è nota. Tuttavia, possiamo dire che solo nell'ottobre 1918 gli Stati Uniti hanno visto quasi 200.000 morti a seguito della pandemia. Gli Stati Uniti persero circa 115.000 soldati durante la prima guerra mondiale.

Mentre la maggior parte dei decessi si è verificata durante la seconda ondata, questi decessi non possono essere attribuiti esclusivamente alla mancanza di distanza sociale dopo la guerra. Infatti, un programma della pandemia dei Centers for Disease Control and Prevention (CDC) del 1918 mostra che la seconda ondata iniziò nel settembre 1918, circa due mesi prima che la Germania si arrendesse ufficialmente l'11 novembre e la prima guerra mondiale si concludesse.

La seconda ondata della pandemia del 1918 fu in gran parte alimentata da soldati che viaggiarono in Europa, Stati Uniti e Africa, anche se le sfilate militari e la mancanza di distanza sociale alla fine della guerra non innescarono la seconda ondata della pandemia del 1918, esacerbando il problema. Come oggi, molte città negli Stati Uniti hanno chiuso scuole, imprese e altri luoghi pubblici durante la pandemia del 1918. Queste azioni hanno avuto in gran parte successo nel rallentare la diffusione della malattia.

Ci sono anche diversi esempi storici di città che hanno ignorato queste regole solo per vedere un aumento dei casi di influenza. Per esempio, Filadelfia organizzò una parata di 200.000

soldati, giorni dopo aver visto il loro primo caso fatale di "Influenza Spagnola" nel settembre 1918. Anche St. Louis doveva organizzare una parata in questo periodo, ma hanno cancellato l'evento a causa della pandemia. Non c'è da stupirsi che Filadelfia finisca con un tasso di mortalità più del doppio di quello di St. Louis.

In breve, la pandemia del 1918 uccise circa 50 milioni di persone; più del doppio del bilancio delle morti della prima guerra mondiale. Pur ignorando le regole della distanza sociale aumentate nei casi di influenza, le sfilate del Giorno dell'Armistizio che commemorano la fine della Prima Guerra Mondiale non causarono la seconda ondata mortale in quanto era già in corso verso la fine della prima guerra mondiale.

GLI ANNI 1920-1950

Negli anni successivi all'epidemia, il virus H1N1 è circolato, anche se non è riemerso per causare malattie e morti su scala simile. Nei decenni precedenti dalla comparsa di un'altra malattia pandemica, la salute globale e pubblica migliorerebbe a passi da gigante. Sulla Pandemia di Influenza Spagnola, dovrebbero essere sottolineate tre aree di progresso: l'isolamento e l'identificazione dei virus, lo sviluppo di vaccini e il progresso della diplomazia sanitaria globale.

Richard Shope fu il primo a isolare il virus dell'influenza in laboratorio nel 1931 ed estrarlo dai maiali infetti. Poco dopo, Smith, Andrewes e Laidlaw isolarono il virus nell'uomo e ribattettero la diffusa convinzione che l'influenza fosse un'infezione batterica. Questo è stato un importante passo avanti nella diagnosi, nel monitoraggio e nello sviluppo degli sforzi per i vaccini. Il primo vaccino contro il virus dell'influenza è stato sviluppato in parallelo da diversi ricercatori tra la fine degli anni '30 e l'inizio degli anni '40. Jonas Salk e Thomas Francis hanno fatto un ottimo lavoro anche se durante questo periodo, i vaccini non erano sicuri come i vaccini moderni. Le impurità a volte causavano sintomi come febbre, dolore e affaticamento.

Nel frattempo, le scarse capacità di monitoraggio rendevano difficile l'abbinamento corretto del vaccino al ceppo circolante dell'influenza. Per esempio, un'epidemia si fuse nel 1947 quando la deriva antigenica portò a cambiamenti nell'antigene dell'emocianina, quindi il vaccino non offriva protezione contro di essa. Fortunatamente, non era molto grave, e non è diventata una pandemia.

La scoperta e l'isolamento del virus cambierebbero drasticamente il modo in cui le società risponderebbero radicalmente alla prevenzione e al controllo su un'epidemia. Nel frattempo, lo sviluppo della penicillina nel 1929 avrebbe fornito ai pianificatori sanitari uno strumento essenziale per il trattamento della polmonite batterica secondaria, la principale causa di morte durante le pandemie influenzali.

Inoltre, nel 1940 sono stati sviluppati ventilatori a pressione per l'uso in unità di terapia intensiva; questo migliorerebbe anche gli esiti sanitari in casi complicati. Queste affermazioni hanno contribuito a prevenire una nuova pandemia con un tasso di mortalità paragonabile a quello dell'Influenza Spagnola.

Durante la pandemia di 1918, c'era poco coordinamento significativo tra giurisdizioni, ci sono stati diversi motivi per questo. Una significativa cooperazione internazionale nella lotta contro le malattie infettive è stata ancora prematura. Nel 1851, una serie di conferenze sanitarie internazionali iniziò a riunire i paesi per affrontare il controllo delle malattie infettive, tuttavia, i primi trattati emersi da queste conferenze, concentrandosi sui servizi igienico-sanitari, si rivelarono di uso limitato durante una pandemia influenzale. Nel frattempo, le organizzazioni internazionali incaricate di coordinare e riferire sulla risposta alle malattie infettive sarebbero state inadeguate.

Organizzazioni internazionali come l'Ufficio Sanitario Panamericano (che sarebbe poi diventato l'Organizzazione Panamericana della Sanità) e l'Ufficio Internazionale di Igiene Pubblica a Parigi, Francia, è stato fondato nei primi anni del 1900, ma non erano delle dimensioni, rango o esperienza per contribuire efficacemente alla risposta contro l'Influenza Spagnola. Nel frattempo, la Società delle Nazioni, forse il primo sistema politico del mondo, è stata fondata nel 1919. Un'organizzazione sanitaria è stata fondata nel 1923 (sostituita dall'Organizzazione Mondiale della Sanità nel 1948).

Queste agenzie internazionali svolgerebbero un ruolo importante nelle pandemie successive. Inoltre, molte istituzioni sanitarie nazionali non esistevano, e i servizi sanitari provinciali erano piccoli. In Canada, in gran parte a causa della risposta disorganizzata all'Influenza Spagnola, la legislazione è stata istituita nel marzo 1919 per creare un dipartimento sanitario federale. Negli Stati Uniti, è stato formato il Centro per le malattie trasmissibili (ora il Centers for Disease Control and Prevention).

Di conseguenza, i paesi hanno pianificato e implementato strategie di controllo molto diverse, spesso con poche informazioni, in base all'esperienza e alle migliori pratiche di altre nazioni. In assenza di questi organi di coordinamento nazionali e internazionali, la mancanza di comunicazione e di segnalazione tra le giurisdizioni ha ostacolato risposte più efficaci. L'ambito e le responsabilità dei dipartimenti sanitari locali, statali, provinciali e federali sono stati ampliati. Nel periodo inter-pandemico tra il 1918 e il 1957, il mondo ha sperimentato un'enorme crescita demografica, commercio e viaggi. Nel 1918, la popolazione mondiale era di circa 1,8 miliardi; nel 1957, tale numero era salito a 2,8 miliardi di persone.

Nel frattempo, i viaggi internazionali sia per i viaggiatori d'affari che per i turisti sono aumentati costantemente per anni. Con l'avvento degli aerei commerciali negli anni '50, il numero di viaggiatori internazionali è aumentato ancora più velocemente.

Anche se la globalizzazione del commercio fu interrotta tra il 1914 e il 1945, limitata dalla prima guerra mondiale, dalla Grande Depressione e dalla Seconda Guerra Mondiale, sarebbe riemersa negli anni '50 e la cosiddetta "seconda era della globalizzazione" (esplosione del commercio, del capitale e della migrazione durante la rivoluzione industriale). L'inizio di questa seconda era risale alla fondazione delle Nazioni Unite tra il 1944 e il 1947 e tre note istituzioni economiche multilaterali conosciute come il sistema Bretton Woods: la Banca mondiale, il Fondo monetario internazionale e l'accordo generale sulle imposte e sul commercio.

Queste organizzazioni hanno aperto la strada a una cooperazione e a una liberalizzazione senza precedenti del commercio internazionale, che incoraggerebbero la formazione di istituzioni multinazionali e la circolazione internazionale di beni, servizi e informazioni su una scala completamente diversa rispetto a prima della Prima Guerra Mondiale.

Anche se tre decenni di progressi nelle scienze mediche, nelle pratiche di salute pubblica e nella cooperazione politica internazionale sono migliorati nella preparazione contro una pandemia influenzale, al contrario, la crescita della popolazione e la globalizzazione del commercio e dei viaggi hanno rischiato di aumentare la diffusione delle malattie. Ciò ha contribuito alla nascita di tre pandemie influenzali globali, ma lievi, in questo periodo di tempo:

- 1957-1958: L'influenza asiatica, causata dal virus H2N2, uccide due milioni di persone.

- 1962: L'epidemia di Tanganica (l'attuale Tanzania), circa 1000 persone sono state colpite.

- 1968-1969: L'influenza di Hong Kong (virus A sottotipo H3N2) lascia un milione di vittime.

COMPLICAZIONI POST-TRAUMATICHE

I decessi in eccesso per tutte le cause durante il secondo periodo altamente virulento da ottobre a dicembre 1918 (8,6 decessi per 1.000) sono stati dodici volte superiori al corrispondente tasso di mortalità durante il primo attacco influenzale da luglio a settembre 1918 (0,7 decessi per 1.000). La mortalità durante il terzo attacco all'influenza era relativamente bassa.

L'Influenza Spagnola era molto grave a causa di complicazioni batteriche, principalmente polmonite, ma anche meningite, bronchite e diarrea acuta. Più del 2 per cento delle persone infettate dalla malattia a livello globale è morto con un'incidenza insolitamente elevata di influenza durante l'ondata estiva del 1918 per i giovani di età compresa tra 10 e 39 anni, in particolare gli uomini, e una rapida diminuzione dell'incidenza di età per le persone sopra i 40 anni. La curva di incidenza specifica dell'età per l'onda autunnale era simile a quella dell'onda estiva. I più colpiti durante la prima ondata sembravano essere meno colpiti durante la seconda ondata nel 1918, probabilmente a causa dell'acquisizione dell'immunità relativa.

Pertanto, è chiaro anche il crossover della differenza di genere nell'incidenza all'età di 10-39 anni. La mortalità da influenza e polmonite specifica per età, particolarmente eccessiva da, ha ricevuto molta attenzione da ricerca scientifica.

Nonostante i recenti e ampi sforzi nell'esplorazione molecolare e paleomicro-biologica, questi problemi rimangono un mistero. I bambini nati intorno al 1900, identificati da Gomez de Leon (1991) come coorti ad alta mortalità, una coorte sarebbe nel campo della medicina, un gruppo che fa parte di uno studio clinico o di uno studio osservato per un periodo di tempo e in questo caso sono stati rappresentati tra quelli con la più alta incidenza di influenza. Tuttavia, le coorti nate tra il 1899 (19 anni nel 1918) e il 1904 (14 anni nel 1918) hanno avuto una mortalità relativamente bassa rispetto alle coorti nate nel 1880 (39 anni nel 1918).

Così, la malattia ha segnato una grande percentuale delle coorti nate nel 1899-09, ma solo una piccola percentuale è morta immediatamente. In altre parole, coloro che erano adolescenti nel 1918 e nel 1919 potrebbero aver sperimentato significativi effetti debilitanti sulla morbilità e piccoli effetti di selezione sulla mortalità per Influenza Spagnola. Si ritiene che l'interazione dei meccanismi virali nel sistema immunitario, hanno lasciato tracce chimiche e profonde nella salute dei pazienti. Sopravvissuti sono stati segnalati per avere avuto sonno, depressione, distrazione mentale, bassa pressione sanguigna, vertigini sul lavoro e nella vita quotidiana, settimane, mesi, o anche anni dopo aver sofferto la malattia. Il numero di persone che hanno sofferto di qualsiasi patologia o condizione mentale dopo l'influenza è probabile che sia molto più alto di quanto la stima mostra, come è fattibile che le persone con ipocondria lieve o temporanea post-influenza non sono andati da uno psichiatra.

L'epatite, i disturbi dell'orecchio, la sordità, la cecità e la calvizie (soprattutto nelle ragazze) sono altri effetti collaterali che sono stati associati all'Influenza Spagnola. È stato anche riferito che un terzo dei sopravvissuti all'influenza ha avuto problemi cardiaci, tubercolosi polmonare e malattie renali più tardi nella vita (Collier 1974).

Coloro che hanno avuto una o più complicazioni durante la condizione direttamente nel 1918-19 soccomberebbero in numero maggiore e coloro che hanno mantenuto alcuni sintomi o malattie legate all'influenza dopo il recupero, hanno sperimentato una mortalità più elevata rispetto agli individui della stessa età che non avevano alcun contatto con il virus.

Ci sono almeno tre esempi di letteratura che supportano questa visione: Per primo, Wasserman (1992) ha scoperto che i morti innecessarie per l'influenza del 1918-20 sono stati significativamente e positivamente associati al suicidio negli Stati Uniti, indipendentemente da fattori come il consumo di alcol e il numero di vittime durante la Prima Guerra Mondiale. Le spiegazioni proposte erano una diminuzione dell'inclusione sociale (chiusura di scuole, chiese, teatri, divieto di grandi raduni pubblici, ecc.) e la paura causata dalla pandemia (i contagiati potevano morire in tre giorni).

Diversi suicidi possono essersi verificati anche dopo il 1920, sia a causa dei problemi di salute psicologici di alcuni sopravvissuti menzionati prima (effetto diretto) o della perdita insopportabile di un coniuge, figli o parenti stretti (effetto indiretto).

Il secondo esempio di aumento della mortalità nei sopravvissuti può essere un effetto collaterale dell'Influenza Spagnola, è la mortalità associata all'encefalite letargica. L'encefalite letargica è una rara forma di encefalite che ha causato un'epidemia tra il 1917 e il 1928 con milioni di morti in tutto il mondo. Coloro che sopravvissero furono lasciati in uno stato di incoscienza da cui alcuni uscirono nella fine degli anni '60 grazie al trattamento con il farmaco L-DOPA. La malattia fu descritta per la prima volta dal neurologo Constantin von Economo (1876-1931) nel 1917. La pandemia latente ha lasciato ai sopravvissuti in una rara paralisi rigida con somiglianze alla malattia di Parkinson in stato avanzato. Questi pazienti, che potevano comunicare o muoversi solo occasionalmente, erano quasi tutti paralizzati per tutta la vita. Ravenholt e Foege (1982) stabilirono in gran parte il legame tra l'Influenza Spagnola e la possibilità di contrarre il virus dell'encefalite letargica.

L'ipotesi della relazione causale si basa su due osservazioni, la prima è che le pandemie sembravano condividere un'eziologia. Il fatto che l'incidenza dell'Influenza Spagnola e dell'encefalite letargica fosse più alta tra gli adolescenti e i giovani adulti (10-30 anni), l'incidenza in entrambi era più alta negli uomini che nelle donne, sostenendo questa tesi. La seconda osservazione è che l'epidemia ha seguito la pandemia di Influenza Spagnola nel tempo e nello spazio.

Rapporti di encefalite letargica sono stati trovati in diversi paesi europei tre anni prima che l'Influenza Spagnola comparissi in dimensioni pandemiche nel 1918. Tuttavia, recenti ricerche d'archivio e genetiche ora indicano l'origine di una storia meno fatale del virus nei primi casi intorno al 1915. Ciò sostiene ulteriormente l'opinione che la pandemia di encefalite letargica fosse causalmente correlata all'Influenza Spagnola. Si stima in tutto il mondo che nel periodo 1919-1928, più di un milione di persone sono stati infettati e mezzo milione hanno ceduto a causa dell'epidemia della malattia definita dal neurologo Constantin von Economo.

Il terzo esempio di mortalità relativamente elevata dopo la sopravvivenza della pandemia influenzale del 1918 è potenzialmente associato a malattie coronariche.

Usando dati trasversali, hanno scoperto che la malattia di Influenza Spagnola è un buon indicatore dell'aumento (1920-67) e della diminuzione (1968-85) della mortalità per malattia coronarica negli Stati Uniti. L'analisi ha scoperto che le coorti nate intorno al 1900, che avevano la più alta esposizione e mortalità per l'influenza, avevano anche la più alta mortalità per malattia coronarica più tardi nella vita. Successivamente, le coorti precedenti e successive avevano una mortalità inferiore da condizioni cardiache. Alcune teorie suggeriscono che lo stress causato dalla pandemia nelle madri può aver influenzato lo sviluppo del feto. Gli scienziati hanno rivelato che i bambini nati durante l'epidemia avevano maggiori probabilità di sviluppare condizioni come le condizioni cardiache, rispetto ai bambini nati prima o dopo l'epidemia.

La più alta incidenza di Influenza Spagnola del 1918-19 tra gli uomini che tra le donne è stato utilizzato anche per spiegare perché gli uomini dopo il 1920 hanno sempre avuto una maggiore mortalità da malattia coronarica rispetto alle donne. Tuttavia, sono stati utilizzati fattori di rischio tradizionali come il fumo, una dieta malsana e una ridotta attività fisica per spiegare la morte ciclica.

Un altro indizio sull'impatto genetico della pandemia è stato trovato in un'analisi delle informazioni di reclutamento dei soldati per l'esercito degli Stati Uniti, che ha detto che le nuove reclute nate nel 1919 erano "1 mm" inferiore all'altezza media rispetto al resto dei loro coetanei.

GLI EFFETTI ECONOMICI

L'epidemia di influenza del 1918 è un episodio importante da studiare, non solo a causa delle sue grandi dimensioni, ma anche perché gli economisti sanno poco di quanto i principali shock demografici e professionali influenzino la crescita economica, la teoria economica fornisce previsioni ambigue sul rapporto tra shock demografici negativi e crescita economica e altre grandi pandemie storiche che non forniscono prove convincenti delle importazioni.

L'importanza di comprendere la relazione è ulteriormente sottolineata dalla massiccia perdita di vite umane dovuta all'AIDS in molti paesi in via di sviluppo; in parte a causa della mancanza di prove, l'impatto dell'epidemia di AIDS sul declino economico in queste regioni rimane un problema irrisolto. Mentre sottolineiamo sotto le differenze tra l'epidemia di influenza e l'epidemia di AIDS, entrambi sono legati dalla portata quasi incomprensibile dei decessi in entrambe le crisi.

Il declino economico post-epidemia negli Stati Uniti, dove notiamo che è correlato negativamente, anche tenendo conto delle differenze nella densità della popolazione, nell'urbanizzazione, nei livelli di reddito pro capite, nel clima, nella geografia, nella composizione settoriale della produzione e nell'accumulo di capitale umano. I nostri risultati suggeriscono che un decesso per mille ha provocato un tasso medio annuo di calo del reddito reale pro capite nel prossimo decennio di almeno lo 0,15 per cento all'anno.

I giornali nelle città dell'ottavo distretto della Federal Reserve di Little Rock e Memphis stampati nell'autunno del 1918 sono stati esaminati per informazioni sugli effetti della pandemia di influenza su queste città. La fusione di informazioni provenienti da queste città può fornire un quadro relativamente valido degli effetti complessivi della pandemia. Questi effetti generali nel 1918 possono essere utilizzati per estrapolare i possibili effetti economici di una pandemia moderna.

Sintesi della ricerca economica

Un documento di ricerca che indaga sull'effetto diretto (a breve termine) della mortalità influenzale sui salari di produzione nelle città e negli stati degli Stati Uniti per il periodo 1914-1919. L'ipotesi verificabile del documento è che i decessi nell'influenza influenzano direttamente i salari dell'industria, durante e subito dopo l'Influenza del 1918. L'ipotesi si basa su un semplice modello economico del mercato del lavoro: una diminuzione dell'offerta di lavoratori a causa dei decessi per influenza avrebbe inizialmente portato a una riduzione dell'offerta di lavoro nell'industria di trasformazione, alla riduzione della produzione marginale di manodopera e all'aumento del capitale per dipendente e, pertanto, aumenterebbe i salari reali.

A breve termine, l'immobilità del lavoro tra città e stati ha probabilmente impedito il pareggiamento salariale negli stati, ed è improbabile che il lavoro relativamente più costoso per il capitale sia stato sostituito. I risultati empirici sostengono l'ipotesi: le città e gli stati con il più alto tasso di morti influenzali hanno registrato l'aumento più significativo dei salari nell'industria nel periodo 1914-1919. Un altro studio ha esaminato la crescita del reddito dello stato durante il decennio successivo alla pandemia di influenza utilizzando una metodologia simile. Nel loro manoscritto inedito, gli autori sostengono che gli stati che hanno sperimentato un più alto tasso di mortalità per l'influenza pro capita avrebbero sperimentato un reddito pro capite più elevato dopo la pandemia.

In sostanza, gli stati con i più alti tassi di mortalità per influenza avrebbero avuto un aumento di capitale maggiore e, quindi, un aumento della produzione per dipendente e un reddito post-pandemico più elevato. Utilizzando stime del reddito personale a livello statale per il 1919-1921 e il 1930, gli autori trovano una relazione positiva e statisticamente significativa tra la mortalità influenzale a livello statale e la conseguente crescita del reddito pro capite.

Un recente articolo ha esplorato l'effetto a lungo termine dell'Influenza del 1918. L'autore si chiede se l'esposizione all'influenza nel grembo materno abbia avuto conseguenze economiche negative per gli anziani. Lo studio è arrivato dopo che l'autore ha esaminato le prove che suggeriscono che le donne incinte esposte all'influenza nel 1918 hanno avuto bambini che hanno avuto problemi medici più grandi più tardi nella vita, come la schizofrenia, il diabete e l'incidente cerebrovascolare. L'autore presume che la promozione della salute di una persona sia positivamente correlata al capitale umano e alla produttività e, quindi, ai salari e al reddito. Utilizzando i dati dei censimenti del 1960-1980, l'autore ha scoperto che durante la pandemia del 1918 le donne incinte hanno ridotto i livelli di istruzione, disabilità e reddito. In particolare: "Le donne mostrano riduzioni consistenti e discontinue del livello di istruzione durante la gravidanza nel bel mezzo della pandemia. I bambini di madri infette avevano fino al 15 per cento in meno di probabilità di diplomarsi. Lo stipendio degli uomini era inferiore del 5-9 per cento a causa dell'infezione."

Panoramica

La maggior parte delle prove indica che gli effetti economici della pandemia di influenza del 1918 erano effimeri. Molte aziende, in particolare quelle del settore dei servizi e dell'intrattenimento, hanno registrato profitti a due cifre. Altre aziende specializzate in prodotti sanitari hanno registrato un aumento delle entrate. Alcune ricerche accademiche suggeriscono che la pandemia di influenza del 1918 causò una carenza di manodopera che portò i lavoratori ad aumentare temporaneamente i salari (almeno temporaneamente). Tuttavia, non può esserci un'argomentazione ragionevole che tale beneficio superi il costo della perdita: vite e attività economica in generale. La ricerca suggerisce che l'influenza del 1918 per le persone nel grembo materno durante la pandemia ha causato una riduzione del capitale umano, influenzando l'attività economica che si è verificata decenni dopo la pandemia.

L'IMPATTO SOCIALE IN AFRICA

L'unico controllo dell'inesorabile crescita della popolazione africana durante il XX secolo è stato incidentalmente causato dalla pandemia influenzale. Date le grandi dimensioni dell'evento, non sorprende che i suoi effetti siano stati avvertiti in più di una semplice statistica demografica. L'epidemia ha innescato la sindrome igienico-sanitaria "rinnovata" dei timori nei residenti bianchi di essere infettati se l'infezione fosse diffusa attraverso i quartieri neri, rafforzando ulteriormente la richiesta di segregazione razziale legalmente imposta.

Delineando lo sviluppo della legislazione segregazionista e della Legge sulle Aree Urbane Native, il grande storico sudafricano Cornelis di Kiewiet ha osservato che "l'epidemia di influenza ha rivelato come le malattie fossero facilmente coltivate in piccole capanne congestionate nei quartieri più poveri e malsani".

Allo stesso modo, Howard Phillips, che scrisse molto sull'impatto dell'influenza sul Sudafrica, descrisse come la minaccia della malattia fosse usata per far rispettare la legge razzista. La pandemia influenzò direttamente i sopravvissuti; "Essere tristi e soffrire senza che nessuno sia in grado di aiutarli".

Descrivendo gli eventi in Bechuanaland, John Spears ha osservato che le epidemie sono "le più grandi sfide per la società umana perché si dividono e si alienano, proprio come uccidono, non c'è battaglia eroica contro la paura di un aggressore sconosciuto e invisibile. Quando la paura costringe gli amici e persino i familiari ad abbandonarsi a vicenda, a sfuggire al respiro contagioso dei loro cari, la società può facilmente separarsi".

In una società con una forte cultura religiosa e superstiziosa nel mondo dove i sopravvissuti cercavano di dare un senso alla loro esistenza, molti giunsero alle stesse conclusioni della profeta Nontetha Nkwenkwe, una donna di xhosa di mezza età che, dopo essere sopravvissuta al virus mortale, diffuse che una serie di allucinazioni durante la sua convalescenza le rivelarono che l'influenza era stata una punizione di Dio, quindi, si imbarcò in una missione per trasformare la sua società. Applicò numerosi divieti e regole ai suoi seguaci.

In un movimento parallelo, nel 1919, gli antichi Israeliti si riunirono nel sacro villaggio di Ntabelanga, 200 chilometri a nord della zona di Nontetha, in attesa della fine del mondo.

Nel maggio 1921, la polizia uccise quasi 200 Israeliti vicino a Queenstown in una forza per i tentativi di scacciare i coloni.

POTREBBE RIAPPARIRE?

In caso affermativo, cosa possiamo fare?

Nel suo corso di malattie e caratteristiche patologiche, la pandemia del 1918 era diversa, ma non in natura, dalle pandemie precedenti e posteriori. Nonostante lo straordinario numero di morti a livello mondiale, la maggior parte dei casi di influenza nel 1918 (in percentuale più elevata nei paesi industrializzati) le differenze erano lievi e essenzialmente indistinguibili dai casi di influenza oggi.

Inoltre, gli esperimenti di laboratorio con virus influenzali ricombinanti contenenti geni del virus del 1918 suggeriscono che virus simili sarebbero sensibili come altri ceppi tipici del virus per i farmaci influenzali: rimantadine e oseltamivir, approvati dalla Food and Drug Administration.

Tuttavia, alcune caratteristiche della pandemia del 1918 sembrano uniche: in particolare, i tassi di mortalità sono stati da 5 a 20 volte superiori al previsto. Clinicamente e patologicamente, questi alti tassi di mortalità sembrano essere dovuti a una serie di fattori, tra cui un numero maggiore di infezioni respiratorie gravi e complicate rispetto al coinvolgimento di sistemi di organi al di fuori della normale gamma del virus dell'influenza. Inoltre, i decessi sono stati concentrati in una fascia di età insolitamente giovane.

Infine, nel 1918, tre ripetizioni separate dell'influenza si seguirono a vicenda ad un ritmo insolito, con conseguente tre onde pandemiche esplosive in un anno. Ognuno di questi tratti unici può riflettere tratti genetici del virus 1918, ma per capirli, anche i fattori ospiti e ambientali devono essere esplorati. Fino a quando non saremo in grado di determinare quale di questi fattori ha portato a modelli di morte osservati e saperne di più sulla pandemia, le previsioni sono solo speculazioni.

Possiamo solo dedurre che, se così fosse, condizioni simili a quelle del 1918 sono impossibili, ma gli effetti su un pianeta globalizzato possono essere ugualmente devastanti. Come il virus del 1918, l'H5N1 è un virus aviario, anche se correlato a distanza, il percorso evolutivo che ha portato alla nascita di una pandemia nel 1918 è completamente sconosciuto, ma sembra essere diverso in molti modi dalla situazione H5N1.

È chiaro che i periodi tra l'insorgenza di malattie emergenti stanno diventando sempre più comuni e non vi è alcun segno che questo scenario cambi in futuro. Ciò che insegna questo fatto è che i paesi devono essere disposti a scoprire efficacemente il loro arrivo, avere la capacità di stabilire di cosa si tratta e di isolare il ceppo per produrre vaccini, dare una risposta medica e sanitaria tempestiva e successivamente identificare esattamente cosa l'ha prodotta, raggiungendo l'unione internazionale della risposta, poiché colpisce tutti noi, le epidemie non conoscono limiti, linnee di pensieri o classe sociale.

In breve, nessuno è preparato per un tale contesto, ed è del tutto possibile che in un altro momento ci troveremo di fronte a un altro virus, respiratorio o di altro tipo, poiché questi mutano assiduamente e di tanto in tanto viene generata una variante più potente, per la quale non abbiamo alcun tipo di immunità.

Di fronte alle future pandemie, non solo sarà importante per noi assumere un piano ordinato di risposte (protocolli di confinamento, condivisione delle risorse mediche e applicazione della quarantena), ma dovremo anche tener conto delle risposte raggruppate al luogo che gli esseri umani e il loro benessere occupano nelle nostre società. Sulla base di ciò, le risposte saranno speciali per affrontare il danno sociale ed economico che tali contesti comporterebbero.

PREPARAZIONE PER LA PROSSIMA PANDEMIA

Dopo la pandemia del 1918, nel mondo sono stati fatti grandi progressi nella comprensione e la procedura delle influenze, ma i virus continuano a rappresentare una minaccia imminente per la salute pubblica. Un vasto serbatoio di virus che circola tra gli animali, principalmente gli uccelli, mostra un chiaro pericolo che possa scoppiare un'altra pandemia di influenza. Per più di 60 anni, i Centri per il Controllo e la Prevenzione delle Malattie hanno lavorato per affrontare l'imminenza dell'influenza e prepararsi per la prossima pandemia.

I virus con potenziale pandemico sono attualmente scoperti attraverso il metodo globale di risposta all'influenza e sorveglianza che ha 114 stati nell'Organizzazione Mondiale della Sanità. La Divisione Influenza dei Centri per il Controllo e la Prevenzione delle Malattie è uno dei sei centri partecipanti in tutto il mondo che aiutano a monitorare e tracciare i movimenti dell'influenza e a elaborare i virus candidati all'uso per lo sviluppo di vaccini. I Centri per il Controllo e la Prevenzione delle Malattie collaborano anche con i partner della sanità pubblica per monitorare e seguire le infezioni degli esseri umani con virus influenzali provenienti da animali, conducono instancabili studi di laboratorio sui virus dell'influenza che colpiscono sia gli esseri umani che gli animali, con la fine di comprendere le particolarità di questi virus.

I vaccini influenzali stagionali utilizzati per prevenire il contagio vengono sviluppati annualmente e i vaccini contro l'influenza pre-pandemica vengono anche creati e conservati dal governo federale degli Stati Uniti per l'uso durante un evento pandemico. I farmaci antivirali utilizzati per trattare le malattie influenzali stagionali sono un possibile strumento per combattere la possibile influenza pandemica.

Un altro importante progresso che è stato fatto dopo la pandemia del 1918 è l'incorporazione di antibiotici per il trattamento di contagi batterici secondari come la polmonite. Alcune delle varie attrezzature mediche che sono state sviluppate dal 1918 per aiutare a combattere le pandemie sono respiratori e unità di terapia intensiva, insieme a dispositivi di protezione personale come guanti, camici e maschere, che sono ora ampiamente utilizzati per proteggere gli operatori sanitari dalle infezioni.

I paesi di tutto il mondo stanno anche lavorando per ridurre l'impatto di future pandemie, sostenendo la ricerca che può migliorare lo studio delle misure di contenimento e distanziamento nella comunità (ad esempio la chiusura temporanea delle scuole, il rinvio o l'annullamento di grandi eventi pubblici e la definizione di protocolli per la distanza fisica tra le persone). Queste mediazioni non farmaceutiche continuano ad essere parte integrante degli sforzi per controllare la diffusione e, in caso di mancanza del vaccino, sarebbero la prima linea di difesa. C'è ancora molto da fare per essere pronti per la prossima pandemia influenzale, c'è bisogno di vaccini e di farmaci per il trattamento che siano più prodigiosamente efficaci, che possano essere prodotti in modo rapido e meno costosi, e c'è anche una sostanziale necessità di una migliore cura e attenzione ai virus influenzali negli animali.

IMPATTO SULLA SALUTE MENTALE

Le epidemie sono emergenze sanitarie che minacciano la vita umana e causano molti malati e morti. Le risorse locali sono generalmente sovraccariche e la sicurezza e il normale funzionamento della comunità sono minacciati. Pertanto, l'assistenza esterna è urgentemente necessaria. Tuttavia, come per altri eventi catastrofici, anche le epidemie sono vere tragedie umane, quindi anche la tristezza e le conseguenze psicologiche devono essere affrontate.

In termini di salute mentale, una grande epidemia comporta un disturbo psicosociale che può superare la capacità della popolazione colpita di gestire la situazione. Si può anche dire che l'intera popolazione sperimenta in una certa misura stress e ansia. Pertanto, si stima che l'incidenza dei disturbi mentali sia in aumento (tra un terzo e mezzo della popolazione esposta può mostrare una certa manifestazione psicopatologica a seconda della grandezza dell'evento e del grado di vulnerabilità). Tuttavia, va notato che non tutti i problemi psicologici e sociali che sorgono come malattie possono essere descritti; la maggior parte sono reazioni normali a una situazione anormale.

Gli effetti sulla salute mentale tendono ad essere più forti nelle popolazioni che vivono in condizioni precarie, con risorse limitate e senza accesso ai servizi sociali e sanitari.

Disturbi psicologici nei sopravvissuti

A livello individuale, molte persone possono vivere una crisi definita come una situazione causata da un evento della vita esterna che supera la capacità di risposta emotiva di una persona. In sostanza, le capacità di gestione di quella persona sono inadeguate e si verifica uno squilibrio psicologico o una mancanza di adattamento.

Alcuni sentimenti e reazioni si verificano spesso in situazioni molto importanti emotivamente, come la sofferenza di una grave malattia e/o la morte di una persona cara. Inoltre, il ricordo di ciò che è accaduto sarà parte della vita delle vittime e non sarà mai cancellato dai loro ricordi.

Anche se alcune manifestazioni psicologiche sono la risposta transitoria e comprensibile alla vita attraverso esperienze traumatiche, possono anche essere indicatori che la persona sta sviluppando una condizione patologica. La valutazione deve essere effettuata nel contesto dei fatti per determinare se queste manifestazioni sono "normali o previste" o, al contrario, se si tratta di manifestazioni psicopatologiche che richiedono assistenza professionale.

Alcuni criteri per determinare se l'espressione emotiva diventa un sintomo di qualcos'altro includono:

- Sofferenza a lungo termine
- Sofferenza intensa
- Complicazioni associate (comportamenti suicidi)
- Impatto significativo sulla routine e sul funzionamento sociale di una persona.

I disturbi psicologici immediati più comuni nei sopravvissuti sono la depressione e le reazioni di stress transitorio acute. Il rischio di queste interruzioni aumenta a seconda delle circostanze che circondano le perdite e altri fattori di vulnerabilità. In situazioni di emergenza, un aumento del comportamento violento e il consumo eccessivo di alcol è stato osservato occasionalmente.

Alcuni degli effetti ritardati segnalati sono tristezza patologica, depressione, disturbi alimentari, manifestazioni di stress post-traumatico, alcol o altre sostanze che creano dipendenza, e disturbi psicosomatici. Modelli di dolore a lungo termine si manifestano anche come tristezza, ansia generalizzata e ansia fisica, sintomi che spesso diventano gravi e duraturi.

I disturbi di adattamento sono caratterizzati da uno stato di disagio soggettivo, cambiamenti emotivi che influenzano la vita sociale e difficoltà ad accettare i cambiamenti causati dalla perdita.

Lo stress post-traumatico (o alcuni dei sintomi) si verifica in seguito o è un tipo di disturbo ritardato causato da eventi eccezionalmente minacciosi o catastrofici; sperimentare una grande epidemia, soprattutto per coloro che hanno subito pesanti perdite, può causare sintomi di stress post-traumatico.

Lutto

Il disagio, la sofferenza e il dolore sono attesi dopo la morte di uno o più cari. Il periodo di lutto è quando la persona assimila ciò che è successo, lo capisce, lo supera e ricostruisce la sua vita. Questo è un processo normale e non deve essere affrettato. Né si dovrebbe cercare di eliminarlo o considerarlo una malattia.

Tutte le società hanno riti, regole e modi di esprimere il loro dolore sulla base dei loro diversi concetti di vita e di morte. L'esecuzione dei rituali stabiliti dalla cultura collettiva è parte integrante del processo di recupero per i sopravvissuti.

La tristezza è vissuta come un misto di sconforto, sfiducia, paura e rabbia. Nel punto più critico, raggiunge gli estremi di intenso dolore emotivo e disperazione. Poi arriva gradualmente il sollievo e il processo si conclude con espressioni di rinnovata fiducia e speranza. Il processo di lutto comporta:

- Liberarsi o abbandonare il rapporto con il defunto
- Adattarsi al mondo in circostanze diverse
- Fare sforzi per costruire nuove relazioni

La gestione della perdita è strettamente correlata ai seguenti fattori:

- Personalità e meccanismi di sopravvivenza
- Relazione con la persona deceduta
- Circostanze in cui si è verificato il decesso
- Rete di sostegno sociale (famiglia, amici e comunità)

Le manifestazioni psicologiche più comuni di dolore sono ricordi molto vividi e ripetuti del defunto e ciò che è accaduto, nervosismo, ansia, tristezza, pianto, desiderio di morire, sonno e disturbi alimentari, problemi di memoria e concentrazione, affaticamento, apatia e difficoltà a riprendere le normali attività, mancanza di motivazione e difficoltà a tornare ad un normale livello di attività, tendenza all'isolamento, sentimenti misti o emozioni (come incolpare te stesso, incolpare gli altri, frustrazione, impotenza, rabbia, sentirsi sopraffatti, ecc.), trascurare l'aspetto personale e l'igiene, e varie manifestazioni fisiche non specifiche (come vertigini, nausea, mal di testa, dolore al petto, tremori, problemi respiratori, palpitazioni e bocca secca).

In una grande catastrofe, il dolore significa affrontare molte altre perdite e implica una sensazione più ampia e orientata alla comunità. Si tratta di interrompere un piano di vita con una dimensione familiare e una dimensione sociale, economica e politica.

Il dolore complesso è un dolore che non viene "naturalmente" e diventa patologico. Di solito porta ad un disturbo depressivo importante caratterizzato da profonda tristezza, perdita di interesse, e la capacità di gioire, diminuzione dei livelli di attività, e estrema stanchezza. Ci sono altri sintomi, come diminuzione dell'attenzione e della concentrazione, perdita di fiducia, sentimenti di inferiorità, senso di colpa e una visione desolante del futuro, provare o pensare a uccidersi, disturbi del sonno e perdita di appetito.

Molte circostanze possono ostacolare il processo di lutto, ma può verificarsi vulnerabilità personale e l'entità della perdita. Il dolore complesso spesso porta all'insorgenza di disturbi psichiatrici che richiedono interventi più specializzati. In epidemie di massa e situazioni fatali, diversi autori hanno descritto i timori e i sentimenti dei sopravvissuti:

- La tristezza e la sofferenza per la perdita della famiglia e degli amici, che a volte coincide con perdite materiali. Ci sono anche perdite più sottili e talvolta intangibili, come la perdita di fede in Dio, la perdita del senso della vita, ecc.
- Paure pratiche: giocare nuovi ruoli imposti dalla scomparsa di un familiare (ad esempio, la vedova che diventa il capo della casa o il vedovo che deve prendersi cura dei figli)

- I timori ricorrenti che qualcosa possa accadere di nuovo o che la morte accada agli altri membri della famiglia o alla comunità.
- La paura personale della morte: paura dell'ignoto o di affrontare Dio.

- Sensazioni di solitudine e desolazione: è comune per i sopravvissuti sentire che la loro famiglia e gli amici li hanno lasciati in un momento difficile.
- La paura di essere dimenticati.
- Rabbia contro il defunto che viene preso da familiari o amici intimi.
- Un certo grado di colpa per la morte di qualcuno; a volte ciò che accade dopo la morte di una persona cara aumenta questo senso di colpa.
- Vergogna dopo la morte di una persona cara a causa di circostanze che circondano la morte di quella persona (il suo comportamento, umiliazione, ecc.); o imbarazzato dalle circostanze in cui una famiglia viene lasciata dopo un disastro.

Assistenza sanitaria mentale

L'esperienza ha dimostrato che i piani di salute mentale non dovrebbero limitarsi all'espansione e al miglioramento dei servizi specializzati offerti direttamente alle persone colpite; dovrebbe passare a un settore di competenza molto più ampio.

Ad esempio, si può porre l'accento sul rapporto tra i servizi di salute mentale e una vasta gamma di attività, come:
- Assistenza umanitaria e sociale.
- Orientamenti per la popolazione e i gruppi a rischio.
- Comunicazione di massa.

Si riconosce anche, dopo gravi catastrofi, è necessaria un'assistenza a lungo termine per i problemi di salute mentale dei sopravvissuti. Allo stesso tempo, hanno il compito di ricostruire la loro vita. Ciò solleva la necessità di formulare piani di ripresa psicosociale a medio e lungo termine.

In termini di cura, si possono distinguere tre periodi (prima, durante e dopo l'epidemia), insieme a quattro gruppi di persone:

- I malati
- Coloro che hanno avuto la malattia e sono sopravvissuti
- Coloro che non sono malati possono ammalarsi e hanno subito perdite significative (morte o malattia tra i membri della famiglia, gli amici o i vicini)
- Membri del team di pronto intervento

Assistenza psicologica e sociale

Inizialmente, le tecniche di intervento di crisi dovranno essere utilizzate per le persone che non sono malate ma che sperimentano reazioni psicologiche significative. Gli operatori sanitari e gli operatori umanitari dovrebbero essere formati nelle tecniche di base di primo soccorso emotivo. È particolarmente importante disporre di servizi di salute mentale con intervento di crisi nei principali centri sanitari in cui i pazienti sono assistiti; creare un'entità che presta attenzione ai membri della famiglia.

Di seguito sono riportate le raccomandazioni per i sopravvissuti e per coloro che hanno subito pesanti perdite:

- Trattali come sopravvissuti attivi e non come vittime passive.
- Non cercare cure mediche e non trattare le persone come pazienti psichiatrici.
- Aiutateli e mostrateli preoccupazioni circa la loro salute e la sicurezza fisica.
- Assicurarsi che le esigenze di base siano soddisfatte
- Fornire supporto emotivo e un senso di connessione con gli altri.
- Garantire la privacy e la riservatezza nelle comunicazioni.

- Aiutali a raccontare la loro storia ed esprimere i loro sentimenti.

- Sviluppare un modo di ascoltare responsabile, premuroso e paziente tra coloro che forniscono aiuto psicologico; i membri del team di risposta dovrebbero indagare i loro pensieri e le loro preoccupazioni sulla morte e non imporle a coloro che li aiutano.

- Invece di dare consigli, lasciamo che i sopravvissuti pensino a cosa è successo e a come possono guardare al futuro, pertanto, il consiglio dovrebbe trattare questioni pratiche e canali di aiuto disponibili.

- Fornire quante più informazioni possibili e ascoltare i problemi per risolverli.

- Incoraggiare il ritorno alla vita quotidiana non appena le circostanze lo consentano.

- Evitare la pressione della stampa o di altri gruppi.

- Conoscere che il sostegno spirituale o religioso è spesso un modo prezioso per calmare i membri della famiglia.

I criteri per il rinvio a uno specialista (psicologo o psichiatra medico) sono limitati e specifici:

- Sintomi persistenti e/o peggiorati che non sono stati alleviati con misure iniziali.
- Chiare difficoltà nella vita familiare, lavorativa o sociale.
- Rischio di complicanze, in particolare di suicidio.
- Problemi coesistenti, come l'alcolismo o altre dipendenze.
- La depressione maggiore, la psicosi e il disturbo post-traumatico da stress sono gravi condizioni psichiatriche che richiedono cure specialistiche.

I farmaci devono essere utilizzati solo se necessario e solo se prescritti da un medico. L'uso casuale a lungo termine di farmaci psicoattivi non è raccomandato. Alcuni farmaci, come i tranquillanti, hanno effetti collaterali significativi e possono portare alla dipendenza.

La stragrande maggioranza dei casi può e deve essere trattata in modo ambulatoriale all'interno della famiglia e della comunità. L'ospedalizzazione di solito non è necessaria. Nella vita di tutti i giorni, il recupero psicosociale delle persone inizia dopo importanti eventi traumatici. Per i bambini sopravvissuti si raccomanda quanto segue:

- Una strategia di cura psicosociale flessibile e non specializzata.
- Visualizza la scuola, la comunità e la famiglia come forum terapeutici di base.
- Consentire agli insegnanti, ai lavoratori della comunità, ai gruppi di donne e ai gruppi

giovanili di diventare agenti che lavorano con i bambini.

- Rafforzare la formazione, la cura e la motivazione del personale che lavora con i bambini.

- Tecniche di gruppo che includono giochi e attività ricreative come strumenti essenziali per il recupero psicosociale dei bambini.

- Incoraggiare il ritorno alla vita normale il più presto possibile, anche a scuola.

- Beneficiare di tradizioni generalmente accettate per quanto riguarda la cura e il trattamento dei bambini affetti.

- Principi fondamentali di un piano nazionale di salute mentale in una situazione epidemica o pandemica.

- Il piano dovrebbe non concentrarsi solo sull'impatto traumatico (malattia epidemica), ma dovrebbe essere completo e comprendere l'individuo e il suo contesto, e utilizzare

strategie di affrontamento positivo con un approccio ideologico, culturale e religioso (per coloro che hanno tali credenze).
- Gli obiettivi devono essere realistici e obiettivi. L'obiettivo principale è la prevenzione (riduzione del rischio di danni psicosociali).

Gli obiettivi fissati dovrebbero definire azioni a breve e lungo termine. Quando si svolge qualsiasi attività, il responsabile o gli esecutori e le date di fine devono essere chiare:
- L'intervento psicosociale dovrebbe essere precoce, rapido ed efficiente.
- I metodi di lavoro dovrebbero essere veloci, semplici, concreti e adattabili alle caratteristiche etniche e culturali.
- Per cominciare, si dovrebbe fare una rapida valutazione delle esigenze psicosociali e delle situazioni di maggiore vulnerabilità; questo serve come base per l'azione di fase iniziale.

- La cura non deve essere vista solo in termini di cure psichiatriche cliniche.

- Il piano dovrebbe creare ambienti sicuri, promuovere la vita della comunità e sostenere il ricongiungimento familiare.

- La correzione attiva dovrebbe essere incoraggiata, come si riflette nella ripresa delle attività quotidiane della comunità, come il lavoro e la scuola per i bambini.

- Si dovrebbero creare forum comunitari per il sostegno reciproco, l'espressione, lo scambio, la comprensione e l'ascolto. L'impatto è sociale, rivalutare e mobilitare le risorse.

- Le persone colpite dovrebbero ascoltare le esigenze delle persone nel loro ambiente sociale o informale e non aspettarsi che vadano ai servizi sanitari.

- Il sostegno emotivo dovrebbe essere integrato nelle attività quotidiane dei gruppi comunitari organizzati e far parte dei bisogni fondamentali della popolazione.

- Il sostegno emotivo dovrebbe essere fornito alle persone in lutto, con particolare attenzione ai funerali e ai riti culturalmente accettati.

- Si dovrebbero stabilire associazioni e coinvolgere diversi attori sociali.

- A livello operativo, la priorità dovrebbe essere data al gruppo e alla comunità, senza pregiudizi per l'individuo e la famiglia.

- La flessibilità è necessaria; le dinamiche psicosociali di questo tipo di emergenza variano ampiamente, il che significa che ogni piano deve essere molto flessibile.

- Le azioni devono essere sostenibili a medio e lungo termine; l'obiettivo è quello di rafforzare i servizi esistenti e migliorare la salute mentale.

Linee d'azione

1. Diagnosi rapida dei bisogni psicologici e sociali della popolazione

2. Assistenza psicosociale da parte di personale non specializzato

3. Assistenza clinica specializzata diretta per le persone con disturbi mentali più complessi

4. Assistenza prioritaria per i gruppi a rischio più elevato

5. Formazione

6. Promuovere la salute e l'istruzione

7. Organizzazione sociale, partecipazione sociale e autosufficienza

8. Comunicazione di massa

9. Coordinamento interpersonale.

ORGANIZZAZIONE DEL SERVIZIO

I servizi sono organizzati in base alle risorse e alle esigenze del paese o della regione interessata

Livello primario

- Gruppo di assistenza sanitaria primaria con formazione di base sulla salute mentale, che consente loro di affrontare semplici processi di supporto psicosociale (come il primo soccorso emotivo) e identificare e/o riferire casi più complessi
- Supporto emotivo e servizi di consulenza.
- Squadre ambulatoriali di salute mentale (centri di salute mentale della comunità o altri) che forniscono supporto di base e sono mobilitati se necessario quando questi servizi sono fattibili.

Livello secondario

- Unità di intervento di crisi (specializzate) in località selezionate, ad esempio centri di emergenza.
- Reparti di cura mentale in ospedali generali in cui è ricoverato un gran numero di pazienti affetti da influenza (servizi di collegamento che assistono gli ambulatori medici).

GESTIONE DI CORPI

La presenza di un gran numero di morti dopo una pandemia fa temere nella popolazione a causa di informazioni inesatte sul pericolo che essi rappresentano. C'è anche stress e una sensazione generale di tristezza; il caos prevalente e il clima emotivo possono portare a un comportamento difficile. Questo tipo di situazione richiede adeguati interventi psicosociali per l'individuo e la comunità dei leader.

C'è un mito radicato che i cadaveri sono pericolosi e devono essere bruciati o sepolti rapidamente. Dovrebbero essere diffuse informazioni accurate sui rischi per la salute dei sopravvissuti che incenerino e gestiscono i corpi deceduti a seguito della pandemia.

Indipendentemente dalla capacità delle autorità responsabili di gestire l'emergenza e dalle ragioni epidemiologiche che potrebbero impedire un trattamento adeguato dei resti, devono essere prese misure per garantire il rispetto, tenendo conto delle abitudini della popolazione, evitando l'uso di fosse comuni e cremazioni, che sono generalmente vietati dalla legge e violano i diritti umani.

La gestione e lo smaltimento dei cadaveri è un problema con gravi implicazioni psicologiche per la famiglia, i sopravvissuti e altri problemi politici, socioculturali e sanitari.

Nel segnalare i morti e identificare i corpi, può essere indicato in una casa, centro sanitario, ospedale, obitorio o altri luoghi. È un momento critico e ingombrante perché può causare forti reazioni.

Di seguito sono riportate alcune raccomandazioni per la notifica del decesso ai familiari e ai propri cari:

- Prima di riferire, raccogliere quante più informazioni possibili sul defunto e sull'evento (progressione della malattia, complicazioni, ecc.)

- Ottenere informazioni sulle persone che vivono con il defunto.

- Assicuratevi che il membro adulto della famiglia più appropriato sia il primo a ricevere la notizia.

- Fare un rapporto diretto e personale.

- Se possibile, chiedi a due persone di testimoniare l'accaduto.

- Aderire a standard comuni di cortesia e rispetto.

- Non portare gli effetti personali del defunto al colloquio.

- Invitare i membri della famiglia a sedersi. Chi dà la notizia dovrebbe fare lo stesso.

- Osservare l'ambiente per evitare rischi ed essere pronti a prendersi cura dei bambini o di altri.

- Il messaggio deve essere diretto e semplice. La maggior parte delle persone percepirà dall'ambiente che è successo qualcosa di terribile, e il loro dolore o la loro paura non dovrebbero essere prolungati.

- Siate pronti a rispondere alle domande

- Aiuta i familiari ad informare gli altri se la famiglia lo richiede.

- Ascoltare e rispondere ai bisogni immediati della famiglia, ricordando loro i loro diritti.

- La morte dovrebbe sempre essere notificata individualmente (caso per caso). Evitare di dare queste informazioni a un gruppo. Se necessario, più squadre o coppie dovrebbero dividersi il lavoro.

- Le persone (a volte adolescenti) che si trovano ad affrontare il difficile compito di segnalare e identificare i corpi di familiari o amici sono esposte a una situazione molto traumatica. Coloro che cominciano a identificare o a ricevere i corpi dei loro cari possono manifestare questo trauma attraverso espressioni di disperazione, frustrazione, e occasionali proteste o disaccordi con le procedure utilizzate, ecc.

- I servizi medici e di salute mentale dovrebbero essere il più vicino possibile al luogo in cui il corpo viene identificato per fornire sostegno fisico ed emotivo ai membri della famiglia.

I familiari generalmente chiedono di vedere il corpo il più presto possibile

Si raccomanda quanto segue:

- I parenti devono decidere tra di loro chi vedrà i resti.

- Non permettere ai familiari di entrare nell'area di osservazione senza supervisione. Il personale competente dovrebbe preferibilmente fornire una qualche forma di sostegno emotivo.

- Offrire privacy e rispetto in modo che la famiglia possa dire addio e persino toccare il corpo.

- Rispettare qualsiasi tipo di risposta che i membri della famiglia possono avere in quel momento.

- È quasi sempre necessario trasportare i parenti fino al luogo in cui si trova il corpo.

- Fornire condizioni confortevoli e garantire un trattamento compassionevole dove si vedono i corpi.

Una parte importante nell'affrontare il lutto è il rapido completamento del funerale, che dovrebbe essere gratuito o accessibile alle persone a basso reddito. Ritardare il rilascio del corpo e l'incertezza su come pagare il funerale può causare ancora più sofferenza e dolore.

Le autorità spesso non danno molta importanza ai problemi dei servizi funebri, soprattutto nel caos causato da un'epidemia. Tuttavia, è molto importante per i membri della famiglia, e non farlo può portare a proteste e disordini sociali.

Assistenza psicosociale per i team di reazione pandemica

Un gruppo particolarmente vulnerabile è costituito da membri dei team di risposta che lavorano durante l'epidemia e dalle persone responsabili della gestione dei corpi. Anche le autopsie sono vulnerabili; si sentono sopraffatti e sovraccaricati dal carico di lavoro quando si verificano situazioni di morte di massa.

Non tutti i dipendenti e i volontari sono adatti a questi compiti; la vostra idoneità dipende da una serie di fattori legati alla vulnerabilità e alle circostanze, come età, personalità, esperienze precedenti, credenze sulla morte, ecc. Dovrebbero essere ben informati sulla natura dei compiti che svolgeranno e le persone di età inferiore ai 21 anni non dovrebbero partecipare o svolgere lavori con profondo impatto umano.

Alcuni fattori di emergenza aumentano il rischio di disturbi mentali:

- Esposizione a lungo termine a esperienze molto traumatiche.
- Conflitti etici.
- Esposizione simultanea ad altri traumi recenti o situazioni di stress.
- Storia di disturbi fisici o mentali.
- Condizioni di vita sfavorevoli.
- Un processo di selezione flessibile per il personale professionale.

È probabile che i membri del team di risposta sperimentino alcune difficoltà a tornare alla loro vita quotidiana. Questi problemi non devono necessariamente essere considerati sintomi di malattia e, soprattutto, richiedono un sostegno familiare e sociale.

Non esiste alcuna forma di formazione o preparazione preliminare per una persona che lavora con vittime gravemente ferite e morte, che può escludere completamente lo stress post-traumatico o altri disturbi mentali. Se si verificano sintomi gravi di psicopatologia, i casi devono essere indirizzati a trattamento specializzato.

Di seguito sono riportati alcuni consigli per la cura dei membri del team di risposta:

- Considerare le caratteristiche della squadra e i modelli di comportamento specifici. I membri del gruppo sono generalmente soddisfatti di ciò che hanno raggiunto e sviluppano uno spirito di altruismo.

- Mantenere la squadra attiva è positiva allevia lo stress e costruisce l'autostima.

- Promozione della rotazione dei posti di lavoro e degli orari di lavoro fissi, ad esempio, i membri del team che si occupano di cadaveri per un certo periodo di tempo dovrebbero essere riassegnati ad altri compiti meno difficili.

- Incoraggiare i membri del team a prendersi cura del proprio corpo e a riposare regolarmente.

- Coloro che forniscono supporto emotivo devono ascoltare attentamente e garantire la riservatezza e la gestione etica delle situazioni personali e lavorative.

- Ridefinire le crisi come potenziale di crescita.

- Coinvolgere la famiglia nei processi di sostegno e di sensibilizzazione.

- Ridurre i fattori di stress e valutare gli stati emotivi sottostanti prima e durante l'emergenza.

- Creare occasioni di riflessione, catarsi e integrazione dell'esperienza. Riconoscere che la rabbia di qualcuno non è personale, ma un'espressione di frustrazione, senso di colpa o preoccupazione.

- Quando possibile, il team coinvolto nell'emergenza dovrebbe partecipare alle riunioni di consulenza di gruppo.

Raccomandazioni per i soccorritori dopo la ripresa della vita quotidiana:

- Torna alla tua routine il prima possibile.
- Fare esercizi fisici e di rilassamento.
- Entrare in contatto con la natura.
- Riposare e dormire molto.
- Mangiare regolarmente pasti bilanciati.
- Non cercare di ridurre la sofferenza usando droghe e alcol.
- Partecipare alle attività familiari e sociali.
- Osservare e analizzare i propri sentimenti e pensieri; riflettere su ciò che avete vissuto e sul suo significato nella vita.

A livello primario, l'equipe medica deve avere una formazione di base sulla salute mentale in modo che possa gestire semplici processi di supporto psicosociale. Dovrebbe inoltre essere anticipato il supporto emotivo e la consulenza, nonché le squadre ambulatoriali di salute mentale che sostengono l'assistenza sanitaria.

A livello secondario, è importante pianificare unità di intervento di crisi in determinate aree (come pronto soccorsi e obitori) e per l'assistenza sanitaria mentale in generale, ospedali dove ci sono molti pazienti affetti da influenza. Gli effetti ritardati (a medio e lungo termine) in situazioni catastrofiche dovrebbero essere presi in considerazione quando si progettano strategie di intervento adeguate a una prevenzione e un controllo efficaci. Tuttavia, le risposte istituzionali più comuni si basano su cure psichiatriche individuali e raggiungono solo un numero molto limitato di persone colpite.

STRATEGIE DI COMUNICAZIONE DI MASSA

L a disponibilità di informazioni veritiere, trasparenti e tempestive è di vitale importanza per la moderazione emotiva dei membri della famiglia e della popolazione in generale.

Le autorità e i leader della comunità dovrebbero essere disposti a fornire informazioni direttamente a singoli o gruppi, ma anche a rispondere alle domande ed essere pronti a trovare risposte a queste domande.

I media hanno un duplice carattere: da un lato sono società a scopo di lucro e, dall'altro, hanno un'enorme responsabilità sociale per i servizi pubblici che offrono. Le informazioni sui disastri, come le pandemie, possono essere utilizzate per nutrire e manipolare l'interesse morboso del pubblico. Tuttavia, è necessario insistere su relazioni etiche e sensibili su questi sviluppi; i media devono dare un contributo responsabile alla pace della mente dei cittadini fornendo informazioni veritiere ed equilibrate.

Un problema comune è il numero di persone che vanno in ospedali, centri sanitari, obitori e altri luoghi in cerca di famiglia o amici (malati o morti). Ciò causa problemi di congestione e disorganizzazione. Occorre trovare soluzioni per queste situazioni che siano appropriate, umane e rispettose di queste persone.

Il settore sanitario deve coordinarsi con le forze dell'ordine e le organizzazioni umanitarie per conquistare, curare e controllare le folle. Nella maggior parte dei casi, la folla non è aggressiva, ma deve essere organizzata in modo che possano ottenere le informazioni giuste. L'accesso alle strutture sanitarie dovrebbe essere limitato anche a singoli o a piccoli gruppi.

Per questi compiti di comunicazione è importante cercare il sostegno dei vicini e delle organizzazioni della società civile con un'ampia conoscenza della popolazione, delle sue abitudini e del talento umano.

È consigliabile che le autorità pubbliche e le istituzioni abbiano portavoce specificamente responsabili della gestione delle informazioni e possano rivolgersi alla popolazione per la moderazione emotiva. Si consiglia di avere briefing regolari e utilizzare newsletter ufficiali per evitare ambiguità.

Informare l'opinione pubblica sulla possibilità di una pandemia importante non è un'opzione, ma un passo che deve essere fatto senza dubbio. Le ragioni sono chiare:

- Le persone possono essere preparate e possono aiutare a preparare coloro che li circondano (famiglia, comunità, posto di lavoro, ecc.).
- La comunità può cooperare con gli sforzi ufficiali del governo e di altre autorità.
- Una volta che l'epidemia è in corso, le persone informate possono proteggere meglio se stesse e le loro famiglie.

La comunicazione del rischio è essenziale e la strategia di base è quella di creare un ambiente di fiducia reciproca tra individui, autorità e comunicatori. Prima che l'epidemia scoppi, l'obiettivo della comunicazione è quello di raggiungere un punto intermedio in cui vengono fornite informazioni accurate sui rischi e sui pericoli esistenti, creando un livello adeguato di paura nella consapevolezza, contribuendo al contempo ad affrontare il problema e preparare la popolazione. L'obiettivo è quello di evitare gli estremi, cioè gli annunci che non rompono l'apatia della popolazione, o rapporti allarmanti che suscitano grande paura e possono causare panico.

La comunicazione del rischio è fondamentale dal punto di vista della salute mentale. Una buona strategia di comunicazione di massa è essenziale per mantenere uno stato emotivo calmo e appropriato; una popolazione ben informata può agire in modo appropriato, proteggersi meglio ed essere meno vulnerabile in termini di aspetti psicosociali.

CONCLUSIONI

Affrontare un'emergenza epidemica che ha causato un gran numero di malati e morti non è solo un problema per il settore sanitario; altri attori come le agenzie governative, le ONG, le autorità locali e la comunità stessa sono coinvolti.

Le misure immediate più comuni per contribuire a creare un clima di ordine e calma emotiva includono:

- Ottenere una risposta corretta e ordinata dalle autorità.

- Fornire informazioni veritiere e tempestive; una buona strategia di comunicazione di massa è essenziale per mantenere la calma e uno stato emotivo appropriato durante tutte le fasi (prima, durante e dopo).

- Promuovere la cooperazione interistituzionale e la partecipazione della comunità.

- Garantire i servizi sanitari di base, compresa la componente psicosociale. Dare priorità all'assistenza sanitaria mentale per i gruppi più vulnerabili, tenendo conto delle differenze di genere e di età.

- Fornire un primo soccorso emotivo ai malati e alle loro famiglie, in gran parte attraverso un'efficiente assistenza sanitaria e aiuti umanitari.

- Anticipare un aumento del numero di persone con sintomi di tristezza non risolti o disturbi psichiatrici e fornire loro un'assistenza adeguata.

- Garantire una gestione attenta ed etica delle istituzioni, creando un sistema di segnalazione dei decessi ordinato e individualizzato.

- Evitare la cremazione o la sepoltura in tombe comuni. Sostenere il rapido trasferimento delle salme ai membri della famiglia, in modo da rispettare i desideri e le consuetudini della popolazione.

- I servizi di salute mentale dovrebbero essere organizzati in base alle necessità in una situazione epidemica.

A seconda della cultura, le esperienze traumatiche, le perdite e il dolore assumono necessariamente forme di espressione diverse. I concetti prevalenti di vita e di morte e i riti funebri per i propri cari sono importanti per accettare e comprendere ciò che è accaduto.

Questa revisione ha esaminato come la comprensione, l'esperienza e la risposta alla pandemia di Influenza Spagnola si è evoluta nel tempo. Mentre sono stati compiuti progressi significativi nel mitigare gli effetti di una pandemia, in gran parte dovuti ai progressi negli interventi farmaceutici e nella sorveglianza, nella pandemia influenzale del 1918 c'è ancora poco da fare.

Le pandemie sono intrinsecamente incerte e richiedono politiche flessibili per rispondere man mano che si sviluppano. Anche se le conoscenze possono essere acquisite dalle esperienze passate, è improbabile che il prossimo evento replichi il passato. Sono necessari sforzi continui per migliorare la sorveglianza locale, nazionale e internazionale, il coordinamento e la pianificazione delle risorse per ridurre e gestire le pandemie future nel modo più efficace possibile.

Nonostante tutta l'incertezza che circonda le pandemie influenzali, la storia ha dimostrato che esse si verificano in cicli, anche se imprevedibili, e la questione non è quando se ne verificherà un'altra, ma se siamo pronti ad affrontarla.

www.ingramcontent.com/pod-product-compliance
Lightning Source LLC
Chambersburg PA
CBHW021400210526
45463CB00001B/167